ДАВААДОРЖ

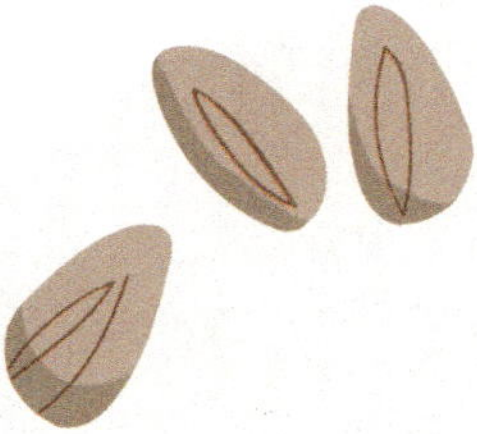

ЗАВСАРЛАГАТАЙ МАЦАГ

6 сарын дотор 20 кг хасч
ЭРҮҮЛЭЭР турсан тухай

Монгол дахь анхны хэвлэл 2022 он.

Номын зохиогч: Д.Төгс-Оюун
Редактор: Л.Бадамцэцэг
Техник редактор: А.Отгон

Хавтасны дизайн, эх бэлтгэл: Ш.Болор

Хэвлэлийн хуудас: 500
Цаасны хэмжээ: А5

tugsood@gmail.com
+1 (415) 463-0519
https://www.instagram.com/tugsood/
https://www.facebook.com/tugsoo

https://www.facebook.com/groups/fitfast

Энэхүү номоо боломжгүй зүйл гэж байдаггүй гэдгийг үргэлж сануулдаг хамгаас хайрт ээж Уртнасангийн Сарантуяа-д зориулав!

УДИРТГАЛ

Энэ номонд орсон мэдээлэл нь зөвхөн боловсролын зорилгоор ашиглагдах бөгөөд ямарваа нэг байдлаар эмчийн зөвлөгөөг орлохгүй болохыг анхаарна уу.

Энэхүү номонд эрүүл хооллолтын загвар төлөвлөгөөг багтаасан ба шаардлагатай гэж үзвэл мацаг барихаасаа өмнө эмчтэйгээ ярилцаж зөвлөх нь зүйтэй. Хоол болон дасгалын дэглэмд томоохон өөрчлөлт оруулах бүртээ эрүүл мэндийн мэргэжилтний санал бодлыг нь лавлаарай.

Мацаг барих нь эрүүл мэндэд ямар нэг сөрөг нөлөөгүй ч бие махбодид цэвэрлэгээ хийгдсэнээс болж зарим хариу урвал илэрч болзошгүй юм. Хэрэв та жирэмсэн эсвэл хөхүүл хүүхэдтэй, хорт хавдар, чихрийн шижин зэрэг архаг өвчтэй, 18 нас хүрээгүй, эмчийн заавраар эм ууж байгаа бол юун түрүүнд эмчээсээ асууж, хоолны дэглэмийн төлөвлөгөөг эрүүл мэндийн хэрэгцээндээ тохируулан өөрчлөх хэрэгтэй.

Энэ номонд зохиогч миний бие хоолны дэглэмийн талаар хийсэн хамгийн сүүлийн үеийн туршилт, судалгаа, нийтлэл, номыг ашигласан болно. Уншигч танд энэ ном мөрөөдлийн бие галбиртай болоход нэг алхам ойртуулж, эрүүл чийрэг болгож, далд сэрэхүй зөн мэдрэхүй хөгжүүлэхэд тань тусална гэж найдаж байна.

АГУУЛГА

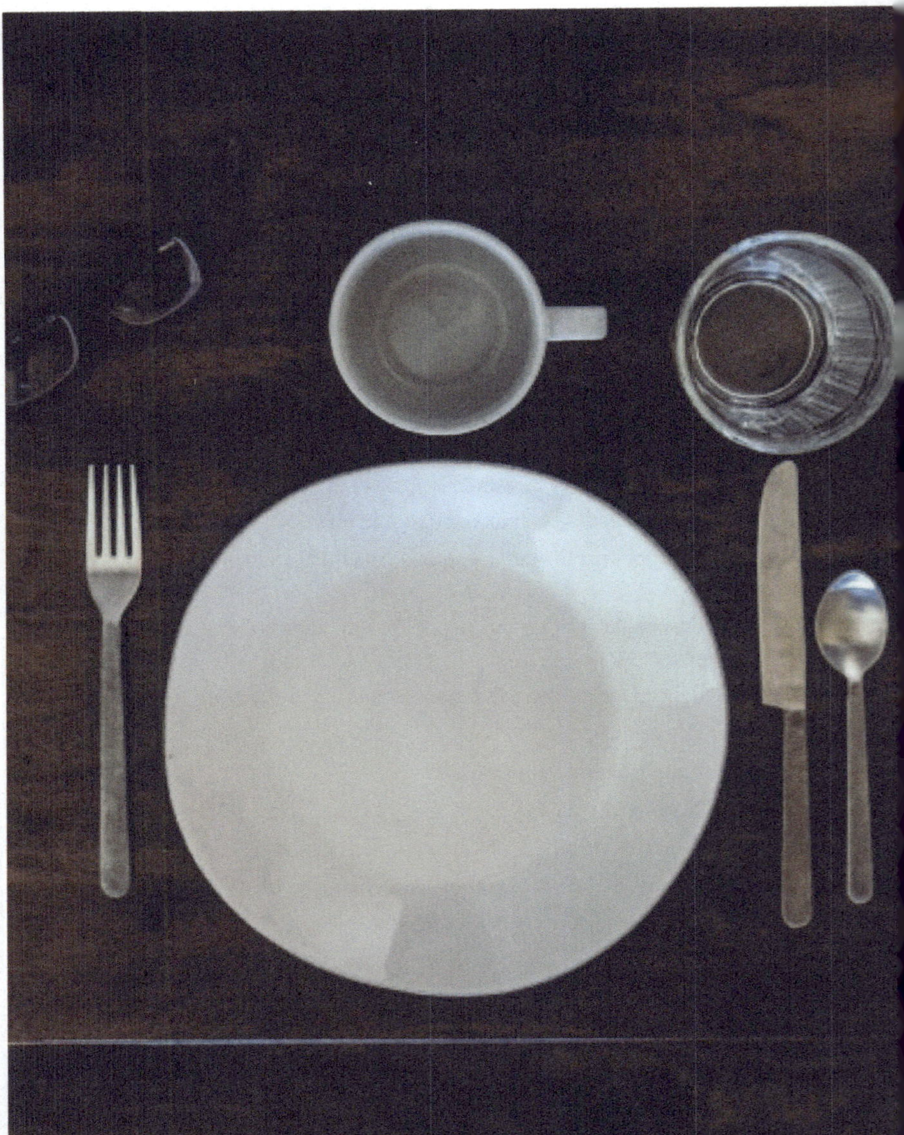

ӨМНӨХ ҮГ

"Мацаг барих нь дотроос анагаагч хамгийн сайн эм юм".

~ Парацельс ~

Хүүхэд байхдаа би их туранхай байсан. Өсвөр насандаа хэвлий гардаг цамц, майк өмсдөг, 13 насандаа салса бүжиг сурч эхэлсэн нь намайг илүү эмэгтэйлэг болоход нөлөөлсөн.

Их сургуульд орсны дараагаар хэвлий хэсгээрээ бага зэрэг таргалж эхэлсэн боловч энэ нь тийм ч том асуудал биш байсан. Гэвч би дахин хэвлий гардаг хувцас өмсөхөө больсон юм.

Их сургуулиа төгсөөд Дэлхийн банкны төсөлд жил орчим ажилласны дараа АНУ-ыг зорьж, мэргэжил дээшлүүлэхээр явлаа. Миний анх нүүж орсон байранд гал тогоо байгаагүй тул гадуур байнга хооллодог болов. Ялангуяа бургер, сүүн коктейльд их дуртай байлаа. Эхний жилдээ л 17 кг нэмсэн.

Тиймээс кикбокс, бүжиг, бялдаржуулах төвд явах зэрэг бүх төрлийн дасгалыг туршиж үзсэн ч жин хасахад минь нэмэр болсонгүй. Миний оюутан байх үеийн амьдралын хэв маяг жин хасахад тийм ч тохиромжтой үе биш байлаа: суралцах, олон нийтийн ажилд оролцох, гадуур хооллох, хөрөнгө оруулалтын банк, хувийн өмчийн компанид ажиллах гэх мэт.

Сургуулиа төгсөөд Монголд ирэхэд миний жин 65 кг орчим байсан нь монгол охидын хувьд тарганд тооцогддог байсан. Манай орны ихэнх охид туранхай, илүүдэл жинтэй байх нь тийм дур булаам гэхгүй шүү дээ.

Би өглөөд ажилруугаа алхдаг, ажил тарсны дараа бялдаржуулах төвд хичээллэдэг байсан ч үдийн цайны цагаараа их идэхээ больж чадахгүй л байлаа.

Төрөл төрлийн дэглэм барьж жингээ хасахыг хичээж байх үедээ анхны хүүхдээ тээж жирэмсэн болсон юм. Нөхөр бид хоёр хүүхэдтэй болохыг маш их хүсч байсан болохоор туйлын баяртай байлаа. Эмч нар намайг хоёр хүний өмнөөс идэх хэрэгтэй гэж хэлсэн болохоор би, зуушнаас гадна өдөрт 4-5 удаа хооллодог байсан. Ялангуяа маханд их хорхойсдог болов.

Жирэмсэн байх хугацаанд миний бие сайнгүй байсан тул эмч намайг аль болох хэвтрийн дэглэм сахихыг зөвлөв. Би дасгал хийхээ бүр больсон. Тэгээд юу болсон гээч? Эхний жирэмслэлт дээрээ шууд л 30кг жин нэмсэн.

Миний хүү бол Бурханаас надад илгээсэн тэнгэрийн элч, би хүүтэй болсондоо үнэхээр баярладаг. Төрсний дараа жин хэвээр үлдэж, хүүгээ хөхүүлж эхэллээ. Монголд хөхний сүү сайтай байхын тулд сүүтэй цай ууж, жигнэмэг, боорцог сайн идэх хэрэгтэй гэж үздэг. Жирэмсэн үеийнхийг бодвол бага багаар, гэхдээ жингээ нэмсээр л байв. Хүүхдээ жил орчим хөхүүлсний дараа би фитнест явж 7 кг хассан боловч хангалтгүй л дээ , тэр үед жин маань 74 кг байсан. Хүүхэд асрах чөлөөгөө дуусгаад ажилдаа эргэн орохдоо өдөр бүр дасгал хийсэн ч турж чадахгүй л байлаа.

Таван жилийн дараа манай гэр бүл АНУ- руу дахин явсан. Эхлээд бид "Хонолулу"-д очиход халуун, чийглэг цагууртай тул амьдрахад таатай байв. Гадуур хооллох, хавагнах, гэдэс дүүрэх зэргээс болж, бас л тэр даруйдаа жин нэмлээ.

Би турах талаар уншиж, Кето хоолны дэглэм барьж эхлэсэн. Кето дэглэм дагаж мөрдөхөд хэцүүгээс гадна дэглэмээ зогсоосон даруйдаа өмнөхөөсөө ч илүү таргалав.

Долоо хоногт таван удаа кардио дасгал хийж эхэлсний дараа би усан жингээ хассан ч удалгүй өмнөх жиндээ очсон. Учир нь зөвхөн хөлсөө асгаруулаад, дасгалаа дэглэмтэй хослуулаагүй болохоор зүгээр л өөрийгөө ядраагаад байсан хэрэг.

Алимны цуу уух гэж оролдсон ч хурцдаж гэдэс ходоод минь маш их хямарсан. Хэсэг хугацаанд гүрвэлзэх хөдөлгөөнийг сайжруулж байгаа ч гэсэн удаан хугацааны дараа ходоод өвддөг болов.

Зуун настаар цэвэрлэх дэглэм туршаад 10 хоногийн дотор 5 кг хассан боловч уухаа больсны дараагаар буцаад л удалгүй эрчтэйгээр нэмчихсэн.

Би түүхий ногоо, өндөгний цагаан бүхий Япон хоолны дэглэмийг турших үзлээ. Маш их жин хаясан боловч хаясан шигээ үтэр хурдан буцаж жин нэмээд зогсохгүй нилээн өлссөн байсан учраас тэр үеэр их л уур уцаартай болсон байв.

Энэ бүх төрлийн хоолны дэглэмээс би булчингийн массаа нэмэхгүйгээр турах боломжгүй юм байна гэдгийг мэдэж авав. Бас дээрхи олон туршилтуудаас үүдэн миний бодисын солилцоо удааширч, даавар өөрчлөлтөөс болоод дэглэм барьж эхлэх үеийн жиндээ эргэн очсон. Хоолны дэглэм барьж жингээ хасдаг хүмүүсийн 99% нь алдсан жингээ буцаж нэмдэг (Foreyt JP, 1981).

Иймхүү олон удаагийн амжилт олоогүй хоолны дэглэмийн дараагаар би мацаг барьж эхлэв. Ганцхан сарын турш мацаг бариад олон жилийн турш мэдрээгүй баяр баясал, бие хөнгөрөх мэдрэмжийг авсан юм даа!

Би завсарлагатай мацгийн тухай анх сонсоод эргэлзэж байснаа нуух юун. Тэгээд би жил гаруй судлав. Мацаг барьж байсан хүн бүр үр шимийг нь үзэж байсан бөгөөд жилийн дотор тэдгээр хүмүүсийн гайхалтай өөрчлөлтүүдийг би нүдээрээ харж байлаа. Тэр өөрчлөлт надад урам зориг өгсөн.

Мацаг барих үед калори шатааж, эсвэл калори хасч дэглэм барих үеийнхтэй харьцуулахад бодисын солилцоо тогтворжиж, эрүүл энергийн түвшинг хадгалах хэмжээнд хүрч хурдасдаг юм байна. Адреналин ба өсөлтийн дааврын хэмжээ өссөнөөр энергийн хэмжээ болон булчингийн массыг тогтвортой хадгалах боломж олгодог. Бие махбод нүүрс ус биш өөхөө шатааж эхлэх үед цусан дахь сахарын хэмжээ, инсулины хэмжээ буурдаг. Энэ нь инсулины тэсвэржилт зэрэг урт хугацааны асуудлыг шийдэж эхэлдэг. Мацаг барих нь инсулины түвшинг бууруулах хамгийн өгөөжтэй, үр дүнтэй арга юм. (Fung D. J., The Complete Guide to Fasting: Heal Your Body Through Intermittent, Alternate-Day, and Extended Fasting, 2016).

ОРШИЛ

"Өвчтэй үедээ хоол идэх нь өвчнөө тэжээснээс ялгаа үгүй."

~ Гиппократ ~

Хүн бүхэн хүйс, арьс өнгө, нийгмийн статусаас үл хамааран өөртөө итгэлтэй, гайхалтай харагдаж болохоос гадна, тэр дундаа өөрсдийнхөө хамгийн сайн хувилбарыг бүтээхийг эрмэлздэг гэдэгт итгэдэг учир би энэ номоо бичихээр зүрх шулуудсан билээ. Мөрөөдлөө хамтдаа биелүүлцгээе!

Би мөрөөдлөө аль хэдийн биелүүлж, бодит өөрчлөлтийг мэдэрсэн тул та бүхэнтэй туршлагаа хуваалцахыг хүссэн нь энэ юм.

Удамшлын онцлог, хоол боловсруулах эрхтний үйл ажиллагаа доголдсон, эсвэл урьд өмнө олон төрлийн хоолны дэглэм барьсан ч амжилтгүй байсан бол харин одоо зөв мацаг барьснаар бие махбодио дотроос нь цэвэрлээд зогсохгүй, хоолны дэглэм, дасгал хөдөлгөөнтэй хавсарвал наснаасаа залуу сайхан харагдаж, бие тань эрүүлжих болно гэдгийг танд амлаж байна.

Та жингээ хасах эсвэл булчингийн массаа нэмэхийг хүсч байна уу? Завсарлагатай мацаг барьснаар дээрх хоёр үр дүнг хамтад нь хүртэх боломжтой. Гэхдээ завсарлагатай мацаг барихын ач тус нь дан ганц дээрх хоёр үр дүнг зэрэг хүртээд зогсохгүй, хамаагүй илүү зүйлс бий гэдгийг дуулгахад баяртай байна. Тэр нь чухам юу болох талаар бид 2-р бүлэгт илүү дэлгэрэнгүй ярих болно.

Гайхалтай нь хоёр дахь удаагийн жирэмслэлт дээрээ эхний удаагийнх шигээ их жин нэмээгүй юм. Эхний жирэмслэлт дээрээ би бараг 30 кг жин нэмж байсан бол хоёр дахь жирэмслэлт дээрээ ердөө 18 кг нэмсэн. (Жирэмсэн үедээ мацаг барьж болохгүй гэдгийг санаарай.)

Илүүдэл жинтэй болоогүй байх тусмаа завсарлагатай мацаг гэж чухам юу болохыг сонирхоосой гэж үнэн сэтгэлээсээ хүсч байна. Хэрэв одооноос мацаг барьж эхлэвэл ирээдүйд таргалалт, хожмын өвчнөөс урьдчилан сэргийлэх боломжтой гэдэг нь хамгийн чухал!

Мацаг барих нь миний хувьд амьдралыг минь өөрчилсөн үйл явдал, бас туршлага болсон. Эргэн тойрны минь бүх хүмүүс жингээ хассан /турсан/ хэмээн магтаж байсан учир миний өөртөө итгэх итгэл улам нэмэгдсэн юм. Хамт олон, найз нөхөд, гэр бүл маань бас завсарлагатай мацаг барьж эхэлсэн бөгөөд ихэнх нь надаас дутахгүй, бүр илүү үр дүнд хүрсэн! Би тэдний өмнөөс баярлаж, өөр хэн нэгний амьдралд сайнаар нөлөөлж чадсан гэсэн бодол маань, намайг маш их жаргалтай болгож, яаж илүү олон хүмүүст хүргэх, хүртээх талаар бодох боллоо.

Хэдийгээр миний зорилго жингээ хасах байсан ч мацаг миний бие махбод, сэтгэлийг цэвэрлэх гайхалтай төлөвлөгөө, хөтөлбөр болж чадсан. Та дотоод бодийн далд мэдрэмжээ сэрээж, дотоод амар амгаланг олж эрүүл хооллолтын дадал зуршил, турах боломжийг өөртөө олгоод үзээрэй.

Таны бие амьд организм юм шүү.

Хооллох бүрдээ өөрийгөө хэрхэн тэтгэж байгаа талаараа эргэцүүлэн бодоорой. Хэрвээ та өөрийн биедээ хайртай бол завсарлагатай мацгийг бариад үз гэж зөвлөе!

Харин та өөрт таалагдахгүй биеэ үзэн яддаг бол эхлээд өөрийгөө уучилж, дотоод ахуйруугаа гүнээр нэвчин, таныг, таны биетэй нэг хам бүтэц, цул болгож буй сэтгэлээ эмчлэхээс эхлээрэй. Сэтгэлээ эдгээж эс чадвал биеэ эдгээх боломжгүй билээ.

ЗАВСАРЛАГАТАЙ МАЦАГ ГЭЖ ЮУ ВЭ?

1 БҮЛЭГ

"Мацаг барих нь анагаах ухааны хамгийн анхны зарчим юм; мацаг барьж дотоод сэтгэлийн хүчээ олоорой."

~ Руми ~

Завсарлагатай мацаг барих нь эрүүл байх эртний нууц байх магадлалтай. Хүн төрөлхтөн оршин тогтнож ирсэн бүхий л цаг хугацаанд мацаг барьж ирсэн учир эртний түүхтэй юм. Саяхныг хүртэл байсан маш хүчирхэг энэ зуршил, мартагдсаны улмаас нууц болсон гэж үзэж болно.

Зарим шашин одоог хүртэл завсарлагатай мацаг барьсаар байна. Христэд итгэгчид, мормончууд, мусульманчууд, хиндүчүүд бүгд мацаг барьдаг. Буддын шашны лам нар сэтгэлээ ариусгаж, бясалгахын тулд бас л мацаг барьдаг.

Зарим хүмүүс үүнийг жин хасах хоолны дэглэм гэж нэрлэдэг боловч заавал шашны, эсвэл нийгэм-улс төрийн шалтгаанаар мацаг барих (өлсгөлөн зарлах)-аас ялгаатай юм.

Товч тайлбар: Өвчний улмаас хоол идэхээ болихыг мацаг барьсанд тооцдоггүй. Энэ нь хоолны дуршил буурснаар идэх хүсэлгүй болсонтой холбоотой.

“Fast - мацаг» гэдэг үг нь “faestan” буюу “тэвчээрлэх” гэсэн утгатай (Эртний Англи хэлний) үгнээс гаралтай. Энэ бол амьдралыг тэтгэх нэр томъёо бөгөөд бие, сэтгэлээ ариусгах замаар дотоод хүч чадлыг олох үйлд өөрийгөө зориулах гэсэн утгатай юм. Түүхийн явцад дэлхийн хамгийн агуу сүм хийдийн удирдагчид, гүн ухаантнууд, мэргэд, Сократ, Платон, Будда, Ганди нар мацаг барьж, түүний олон гайхамшигт ач тусын талаар номлосон байдаг (Райан, 2005).

Завсарлагатай мацаг барих нь өнөө үед тренд болж буй хамгийн аюулгүй хоолны дэглэм юм. Мацаг барих нь хоол боловсруулах системд амралт болж өгдөг. Бидний хоол боловсруулах систем, элэг, ходоод, бөөр, гэдэс, бүдүүн гэдэс байнга илүү цагаар ажиллаж байна. Мэдээж та аль болох сайн хоол хүнсийг сонгож хэрэглэхийг хичээж байгаа ч гэсэн заримдаа бие махбодид хортой, хэрэггүй зүйлсийг бас хэрэглэдэг байж болно. Тэр хортой зүйлсийг та хэрэглэхээ зогсоож, больж чадна.

ЗАВСАРЛАГАТАЙ МАЦГИЙН ТАЙЛБАР

«Мацаг түүний гол үүрэг бол бие махбодийг эмчлэх, эмчилгээг дуусгах хамгийн тохиромжтой орчноор хангах явдал юм”.

~ Жоэл Фурман ~

Завсарлагатай мацаг нь мацаг барих болон хоолны дэглэм гэсэн хоёр хэсгээс бүрддэг. Мацаг барих нь хооллох, мацаг барихын хослол юм. Завсарлагатай мацаг нь юу идэж байгаад биш хоолыг хэзээ идэхэд илүү ач холбогдол өгдөг гэсэн үг.

Өдрийн туршид эсвэл долоо хоногийн тэгш өдрүүдэд нэгэн цаг хугацааны хувьд мацаг барих хэд хэдэн өөр арга байдаг.

Та мэдэхгүй байж болох ч гэхдээ хүн бүр мацаг барьдаг. Тиймээ, энэ бол үнэн! Бид бүгд унтаж байхдаа чимээгүй мацаг барьдаг. Завсарлагагүй мацаг нь ердөө тэр мацаг барих хугацааг уртасгаж буй явдал юм.

Мацаг барих нь зөвхөн хүний биеийн өвчлөлтэй тэмцэх хамгийн эртний бөгөөд гаж нөлөө үзүүлдэггүй арга тул эмчилгээний аргуудаас хамгийн сайн арга юм! Мацаг нь бие махбодийг цэвэрлэх, хоргүйжүүлэх, ариутгах хамгийн байгалийн бөгөөд анхдагч үйл явц юм (Bragg, 2004).

Олон хүмүүст мацаг барих нь аливаа бусад хоолны дэглэм барихаас хялбар байдаг. Та тодорхой хугацааны турш хоол идэхгүй байх нь ядармаар эсвэл дагахад хэцүү гэж бодож болох ч энэ нь эсрэгээрээ таны эрч хүч, тархины үйл ажиллагааг нэмэгдүүлэх болно. Гайхалтай биш гэж үү? Мацаг барих нь жингээ хасахад тустай төдийгүй эрүүл мэнд, сайн сайхан байдал, урт наслахад тустай. Хамгийн чухал нь энэ бүхэн судалгаагаар батлагдсан явдал юм!

Өдөр бүр хүнс, ундаанаас авсан калори бүртгэх, тоолох, хязгаарлах шаардлагагүй боллоо. Та турсныхаа дараа энэ амьдралын хэв маягаа үргэлжлүүлэн дагаж мөрдвөл эргэн жин нэмэхгүй.

Жин хасах нь завсарлагатай мацаг барихын ач тусын ердөө нэгээхэн хэсэг. Бид дараагийн бүлэгт дархлааны тогтолцоог сайжруулах, альцгеймер өвчин, чихрийн шижин, хорт хавдар тусах эрсдлийг бууруулах зэрэг завсарлагатай мацгийн эрүүл мэндэд үзүүлэх бусад ашиг тусын талаар өгүүлэх болно.

Завсарлагатай мацаг барих нь өлсгөлөн байна гэсэн үг биш гэдгийг анхаарна уу. (Өлсгөлөн гэдэг нь хүний биед хадгалагдсан нөөц дуусах эсвэл аюултай доод түвшинд хүрэх хүртэл хоолноос татгалзахыг хэлдэг). Та хэдэн цаг мацаг барьснаар таны бие махбод өлсгөлөн горимд орохгүй. Гэхдээ та хэдэн өдөр, долоо хоног хоолгүй явах юм бол таны бие өлсгөлөн горимд орох магадлалтай юм. Судалгаанаас үзэхэд удаан хугацаагаар мацаг барьснаар бичил тэжээлийн дутагдал, хоол тэжээлийн дутагдалд орохгүй гэж үзсэн байна. (Fung D. J., 2016).

АЛИЙГ НЬ СОНГОХ ВЭ: ЗАВСАРЛАГАТАЙ МАЦАГ БАРИХ УУ, ХООЛОО ХАСАХ УУ?

«Завсарлагатай мацаг барих нь оюун санааг цэвэрлэж, бие махбод, сэтгэлийн хаттай болоход тусалдаг.”

~ Эзра Тафт Бенсон ~

Завсарлагатай мацаг нь идэх бүрдээ калори тоолохоос хамаагүй хялбар арга юм. Хоолоо хасах дэглэм барих нь бодисын солилцооны түвшинг бууруулж, инсулины түвшинг нэмэгдүүлдэг.

Инсулин нь жин хасахаас сэргийлдэг даавар юм. Би хоолсо багасгах олон дэглэм туршиж үзсэн ч тэдгээр нь бүгд хэтрүүлэн идэхэд хүргэж байсан. Эхний 14 хоногт тодорхой үр дүн гарах болович түүний дараагаас үр дүн нь удааширч эхэлдэг. Хоолоо багасгах нь инсулины хэмжээг ихэсгэдэг учир эдгээр дэглэмүүд нь үр дүн үзүүлдэггүй гэдгийг ойлгосон. Цусан дахь сахарын хэмжээ багассанаас үүдэн хоолоо хасах дэглэмийн дараагаар хүмүүс буцаад нүүрс усаа идэж эхэлдэг.

Завсарлагатай мацаг нь инсулины хэмжээг бууруулж, урт хугацаанд жингээ хасахад тусалдаг бол хоолоо хасах нь бодисын солилцоог хямруулж, хассан жингээсээ илүү ихээр нэмэх буюу хамгийн багадаа хассан жингээ буцааж нэмэгдүүлэхэд хүргэдэг.

Хоолоо хасах үед булчингийн массаа их алдсанаас чөргөр, ядарсан царай, унжсан арьстай харагддаг. Бас яс сийрэгжиж, өвчлөмтгий болдог. Тестостероны хэмжээ буурч, кортизолын хэмжээ ихэсдэг нь булчингийн алдагдалд хүргэдэг байна. Энергийн түвшин буурснаас өдөр ирэх тусам хоолонд хорхойсож улмаар сэтгэл гутрах шалтгаан болдог. Үүнийг турж эцэх буюу “турах” гэж нэрлэдэг. Харин бид турах биш эрүүлээр илүүдэл “жингээ хасах” зорилгоор мацаг барьдаг.

ЯАГААД МАЦАГ БАРИХ ЁСТОЙ ВЭ? ЗАВСАРЛАГАТАЙ МАЦГИЙН АШИГ ТУС

БҮЛЭГ 2

"Мацаг барих нь бүх төрлийн бэрхшээлийг олох, шийдвэрлэх эхний бөгөөд нэн тэргүүний дасгал юм. Энэхүү итгэл үнэмшлийг бүрэн ухамсарласан үедээ мацаг барих нь эмэгтэй, эрэгтэй хүн жинхэнэ өөрийн "би"-гээ олох цоо шинэ түвшинд хүргэдэг."

~ Тарик Рамадан ~

2016 онд Японы эсийн биологич Ёшинори Осуми Нобелийн шагналт эрдэмтэн Кристиан де Дувегийн нээсэн эс хэрхэн дахин боловсордог, өөрийгөө нөхөн төлжүүлдэг "autophagy" гэх үйл явцыг судалсан судалгаагаараа Нобелийн Анагаах ухааны шагнал хүртсэн юм. Мацаг барих нь аутофагийг идэвхжүүлэн, хөгшрөлтийг удаашруулж эсийн сэргэлтэд эерэг нөлөө үзүүлдэг.

Аутофаги нь Грек хэлний "өөрийгөө-залгих" гэсэн үгнээс гаралтай. "Ауто"-өөрөө өөрийн, "фаг" гэдэг үг нь идэх залгих гэсэн утгыг агуулдаг бөгөөд энгийнээр тайлбарлавал таны биеийн эд эс өөрөө үхэжсэн хэрэггүй эсийг устгаж, шинэ эрүүл эд эс бий болох үйл явцыг хэлнэ. Энэ нь эсэд байнга явагддаг байгалийн процесс юм.

Аутофаги нь бие махбодын цэвэрлэгээ бөгөөд эс өөрийн хэрэгцээгүй хэсгээсээ салмагц түүнийгээ дахин боловсруулж чаддаг.

Аутофаги нь мацаг барих үед идэвхждэг бөгөөд энэ нь гаднаас орж ирэх сайн өөх тос, ураг, нүүрс ус, сахар зэрэг энергийн эх сурвалж буурахад үзүүлж буй байгалийн хариу урвалын процесс юм байна. Хэрэгцээгүй нэгдлүүд нь арьсыг гэмтээдэг нь үрчлээс үүсэх, унжсан арьс зэргээр илэрдэг. Хараа болон сонсгол муудна. Ой тогтоолтод асуудал үүснэ. Энергиэ алдана. Хөндүүрлэл, өвдөлт ихэснэ. Бодисын солилцоог муутгаснаас жин нэмдэг. (Fung W. R., 2019).

Эрдэмтэд, 12-24 цагийн туршид мацаг барих нь аутофагийг өдөөдөг бөгөөд ийм ч учраас мацаг барих нь урт наслалттай холбоотой байдгийн нэг шалтгаан байж болно гэдгийг илрүүлсэн. Нэг томоохон судалгаагаар (Fung W. R., 2019) мацаг барилтыг цусан дахь сахарын хяналтыг дэмжих, үрэвсэл багасгах, жин хасах, тархины үйл ажиллагаа сайжрахтай холбон судалсан байдаг. Осумигийн судалгаа үүнд хэд хэдэн “тайлбар” өгсөн. Дасгал хөдөлгөөн нь зарим эсэд аутофагийг өдөөснөөр эс өөрийгөө засварлах, шинэчлэх үйл явцыг эхлүүлэх боломж олгодог хэмээн үзжээ. (Fasting for Health and Longevity: Nobel Prize Winning Research on Cell Aging, 2019).

Бидний хувьд аутофагиа нэмэгдүүлэх сонирхолтой байдаг тул хамгийн шилдэг арга нь мацаг барих юм. Дараагийнх нь Кетозын төлөвт орох юм. Аутофагийг эрүүл, идэвхтэй түвшинд хадгалах нь үрэвслийн түвшинг тэнцвэртэй байлгаж, хурдацтай хөгшрөх, өвчлөхөөс сэргийлдэг.

Ямар ч витамин, тэжээл, эм ба дусал хийлгэх нь нэг өдрийн мацаг барилтын ашиг тусад тэнцэж очихгүй болов уу гэж би хувьдаа боддог. Завсарлагатай мацаг нь ийм л ач тустай гэж та бүхэндээ сонордуулахдаа сэтгэл өндөр байгаагаа тэмдэглэе.

Завсарлагатай мацаг нь дан ганц гоё сайхан биетэй байхад туслахаас гадна эрүүл мэнд дэмжиж, өвчлөлөөс урьдчилан сэргийлдэг гэдгийг судлаачид баталсан байдаг.

- Хавдрын эрсдэлийг бууруулж, хавдрын эмчилгээг хөнгөвчилж, хими эмчилгээний гаж нөлөөг багасгадаг.
- Цусны даралтыг тогтворжуулж, зүрхийг өвчлөхөөс сэргийлдэг.
- Бие махбодын үрэвслийг бууруулдаг – жишээлбэл тархи ба уушигны үрэвсэл, дааварт дохио дамжуулагч үрэвслийн процесс, архаг өвдөлтийн үрэвсэл, гэдэсний болон зүрхний үрэвсэл.
- Арьс илүү цэвэр, өнгөлөг болдог.
- Улам залуужсан мэдрэмжийг төрүүлж, хүмүүст залуу харагдуулдаг.
- Мэдрэлийн шинэ эсийн өсөлтийг нэмэгдүүлж, тархины үйл ажиллагааг сайжруулдаг.
- Хэвлийн өөхийг маш хурдан арилган, гэдэс дүүрэлтийг багасгаж, жин хасахад тусалдаг! Энэ нь хамгийн хурдан бөгөөд энгийн арга юм.
- Альцгеймерийн өвчнөөс сэргийлж, хүндрэлийг багасгадаг.
- Сэтгэл санааг өөдрөг болгодог.

- Урт наслах боломжийг олгодог.
- Илүү их эрч хүчтэй болгодог.

Эдгээр нь маш олон эрүүл мэндийн ач тусын зөвхөн нэгээхэн хэсэг бөгөөд амьдралд дараах практик ач холбогдолтой. Үүнд:

- Мөнгөө хэмнэхэд тусална.
- Хоолонд хорхойсох, сэтгэл санаанаас үүдэн идэх байдлыг багасгана.
- Бие махбодийг цэвэрлэнэ.
- Согтууруулах ундаа болон тамхины хэрэглээ буурдаг.
- Хүний бие дотроосоо эмчлэгддэг.
- Сайн унтаж амардаг.
- Хоолны шингэц сайжирдаг.
- Гэдэсний гүрвэлзэх хөдөлгөөнийг зохицуулна.
- Өөртөө итгэх итгэл нэмэгдэнэ. Нүдийг гэрэлтэй тунгалаг, үсийг гялалзсан болгодог.

Мөн завсарлагатай мацаг барьсны үр дүнд би жирэмслэсэн бөгөөд завсарлагатай мацаг барихын ач холбогдлын тухай дэлгэрэнгүй тайлбарлая.

Жин хасах бол завсарлагатай мацгийн ашиг тусын ердөө нэг хэсэг нь юм. Завсарлагатай мацаг нь хавдар тусах эрсдлийг бууруулж, хавдрын өсөлт хурдыг удаашруулдаг болохыг эрдэмтэд нотолсон. Яаж гэдгийг дор тайлбарлая:

- Цусан дахь глюкозын үүсэлтийг бууруулдаг.
- Дархлаа тотголцоог сэргээх үүдэл эсүүдийг өдөөдөг.
- Гаднаас авах шим тэжээлийг тэнцвэржүүлдэг.
- Хавдар устгагч эсийн ялгаралтыг нэмэгдүүлдэг.

Энгийн үгээр хэлбэл бие махбод мацаг барих үед хэрэгцээгүй болсон эсүүдийг барьж идэх буюу боловсруулдаг. Ийнхүү бага багаар цэвэрлэгээ хийх нь их хэмжээгүй хаягдал эс нэгдэж ургацаг, улмаар хоргүй болон хортой хавдар болон хувирахаас сэргийлдэг гэсэн үг юм.

Хулгана дээр хийсэн нэгэн судалгаагаар 10 цагийн турш хооллолтыг хязгаарлах нь таргалалт үүсэх процессийг урвуулж байгааг баталсан байдаг.

Хулгана дээр хийсэн бас нэгэн судалгаагаар хоёр сарын турш мацагтай ижил хоолны дэглэм барихад хорт хавдрын эрсдлийг бууруулдаг болохыг тогтоожээ.

Өөр нэг судалгаанд мацгийг хими эмчилгээтэй хослуулахад хөхний хорт хавдар, арьсны хорт хавдрын тархалт удаашруулсан үр дүн харуулсан байдаг. Уг хавсарсан эмчилгээний аргуудын үр дүнд бие махбод эрүүл лимфоид үүсгэгч эсүүд (CLPs)-ийг болон хавдрын инфильтрат лимфоцитуудыг их хэмжээгээр үйлдвэрлэх болсон. CLP нь цусны цагаан эсийн нүүн шилжиж хавдрыг устгадаг лимфоцитын урьдал эсүүд юм.

Үүнтэй ижил судалгаагаар богино хугацааны өлсгөлөн нь эрүүл эсийг хамгаалахын зэрэгцээ хорт хавдрын эсийг химийн эмчилгээнд мэдрэмтгий болгож, үүдэл эсийн үйлдвэрлэлт дэмжиж байгааг илрүүлсэн байдаг (Griffith, 2017).

Хүнс, Эмийн Удирдах газар төрөл бүрийн хорт хавдрын эмчилгээнд аутофагийг өдөөгч, хорт хавдар үүсэхээс сэргийлэх ач холбогдолтой mTOR саатуулагч бодис (ингибитор) хэрэглэхийг зөвшөөрсөн байдаг (Fung D. J., Мацаг барих талаарх бүрэн гарын авлага: Бие махбодийг завсарлагатай, өдөр өнжсөн, уртасгасан мацаг барих замаар эмчлэх, 2016).

ЭРДЭМТЭД ЦУСНЫ ДАРАЛТЫГ ДЭГЛЭМИЙН ТУСЛАМЖТАЙ БУУРУУЛАХ БОЛОМЖТОЙ ГЭЖ ҮЗЭЖ БАЙНА

Мэргэжилтнүүд цусны даралт ихтэй хүмүүст усан мацгийг туршсан байна. Тэдний цусны даралт тогтворжсоны дараа тэдэнд жимс, ногоотой хоолны дэглэм, бага зэрэг дасгал хөдөлгөөнтэй хамт санал болгожээ. Энэ судалгаа ямар үр дүнд хүрсэн гээч? Өвчтөнүүдийн бараг 90% нь жингээ хасч, цусны даралт нь хэвийн болж, буурсан байна. (Усан мацгийг барих үед тэдний жин буурч цусны даралт буурсан болохыг анхаарна уу).

Хоёрдахь судалгаанд ижил эмчилгээний аргууд ашигласан бөгөөд энэ удаад зөвхөн хэвийн дээд түвшний даралт ихэсдэг өвчтөнүүдийг (өөрөөр хэлбэл, дунд зэргийн даралт ихэсдэг өвчтөн) сонгосон байна. Мөн адил өвчтөнүүд жингээ хасч, тэдгээрийн систолын болон диастолын даралт буурсан байна (Мацаг барих замаар цусны даралтаа бууруулах боломжтой юу? 2018).

ҮРЭВСЭЛ

Цочмог үрэвсэл нь халдварын эсрэг тэмцэхэд үүсдэг эрүүл дархлааны процесс боловч архаг үрэвсэл нь эрүүл мэндэд хүнд үр дагавар авчирдаг.

Судалгаанаас харахад үрэвсэл нь зүрх судасны өвчин, хорт хавдар, аутоиммун өвчин, ревматоид артрит зэрэг архаг өвчин үүсэхэд нөлөөлж болдог байна.

Зарим судлаачид мацаг барих нь үрэвслийн түвшинг бууруулж, эрүүл мэндийг дэмжихэд тусалдаг болохыг тогтоожээ.

Мэргэжилтнүүд сарын турш завсарлагатай мацаг барьснаар үрэвслийн маркерын хэмжээ мэдэгдэхүйц буурсан болохыг тогтоожээ. Өөр нэгэн судалгаагаар хүмүүс сарын турш өдөрт 12 цагийн мацаг барьснаар ижил үр дүнд хүрсэн байна.

Үүнээс гадна, амьтанд хийсэн нэг судалгаагаар мацаг барьсны үр нөлөөг дууриалган маш бага илчлэгтэй хоолны дэглэмийг туршихад нь үрэвслийн түвшин буурч, архаг үрэвсэлт өвчин болон тархмал хатуурал өвчний/multiple sclerosis – MS эмчилгээнд эерэг нөлөө үзүүлдэг болохыг тогтоожээ (Link, 2018).

Тархины үрэвсэл: Сэтгэл түгшил, сэтгэл гутрал, анхаарал төвлөрөлт буурах зэрэг сэтгэцийн эрүүл мэндийн асуудлууд улам бүр ихэсч байна. Судалгаанаас үзэхэд завсарлагатай мацаг барих нь тархины үйл ажиллагаа, сэтгэл санааг сайжруулж, антидепрессант (сэтгэл гутралын эсрэг) нөлөө үзүүлдэг.

Уушигны үрэвсэл: Өдөр бүр мацаг барьснаар астмын шинж тэмдэг буурч, хэт исэлдэлт ба үрэвслийн маркерууд багассан байна.

Дааварт дохио дамжуулах үрэвсэл: Завсарлагатай мацаг барих нь Америкийн насанд хүрэгчдийн 50 хувьд тохиолддог асуудлууд болох инсулины дөжрөл, дааврын асуудлыг бууруулдаг.

Архаг өвдөлтийн үрэвсэл: Завсарлагатай мацаг барих нь нейропластицит - шинэ мэдээллийн хариуд тархины синаптик холболт үүсэх, шинэчлэгдэх чадварыг сайжруулдаг.

Гэдэсний үрэвсэл: Завсарлагатай мацаг нь ходоодны өвдөлт, бүдүүн гэдэсний үрэвсэл, суулгалт, дотор муухайрах зэрэг гэдэсний үрэвсэлт өвчнүүдийг эмчлэх маш сайн арга хэрэгсэл болдог (Cole, 2018).

Иелийн их сургуулийн эрдэмтэд мацаг барих үед төрөл бүрийн үрэвсэлт өвчнүүдэд оролцдог дархлаа тогтолцооны хэсэгт, хориг үүсгэгч бодис нэгдлийг ялгаруулж болохыг тогтоожээ. Мөн мацаг нь бие махбод хөгшин, гэмтсэн эсийг устгаж, зайлуулах үйл ажиллагааг идэвхжүүлдэг аутофагийг дэмждэг. Хуучин, гэмтсэн эсүүд биед байсаар л байвал бие махбодод тэдгээр эсүүд рүү дайрах архаг үрэвслийн процессийг эхлүүлнэ. Аутофаги идэвхжсний дараа тэдгээр эсүүд устаж хэрэгцээгүй явагдаж байгаа үрэвслийг зогсооход тусалдаг (Boyers, 2018).

МАЦАГ БАРИХ НЬ ОЛОН ЖИЛИЙН ТУРШ БИЕД ХУРИМТЛАГДСАН ХОРТ БОДИСЫГ ГАДАГШЛУУЛЖ, АРЬС ЭРҮҮЛЖИХЭД ТУСАЛДАГ.

Бидний биеийн хамгийн том эрхтэн болох арьсанд мацаг барих нь гайхалтай эерэгээр нөлөөлдөг. Батга нь үрэвслийн шалтгаантай байдаг ба хэрэв гэдэс дотроо тогтмол сайтар цэвэрлэж чадвал арьс өнгөлөг болж гэрэлтдэг гэдгийг одоо хүн бүр мэддэг болсон. Өсвөр насныханы хувьд батга маш их гараад байвал богино хугацаанд мацаг барихыг зөвлөж байна. Энэ нь арьсанд урт хугацааны арчилгаа болж өгдөг.

Мацаг барихыг гэр цэвэрлэхтэй зүйрлэж болно. Гэрээ эмх цэгцтэй байлгахын тулд долоо хоног бүр цэвэрлэдэгтэй ижил мацаг барих нь биеийг эмх цэгцтэй, цэвэр байлгахад тусалдаг. Долоо хоног бүр мацаг барихад миний биеэс илүүдэл давс гадагшилж байсан. Арьсан дор хуримтлагдсан давстай саармагжсан шингэн ялгарч байсан. Давсыг хурдан гадагшлуулахад хөгшрүүлэхгүйн дээр жин хасахад тусалдаг. 24 цагийн мацаг барьсны дараагаар түүхий хоолны дэглэм барих ёстойг бүү мартаарай. Энэ талаар дараа дэлгэрэнгүй тайлбарлах болно.

Жон Хопкинсийн нэрэмжит Анагаах ухааны сургуулийн тархи судлалын профессор Марк Маттсон калорийн хэмжээ тархины үйл ажиллагаа хооронд маш нарийн холбоотой болохыг судалгаагаараа тогтоожээ. Долоо хоногт хоёроос доошгүй өдөр завсарлагатай мацаг барих нь гипсокампын мэдрэлийн холбоосыг бэхжүүлж, альцгеймер өвчтэй хүмүүст түгээмэл илэрдэг уураг болох амилоид товрууны хуримтлалаас 29 мэдрэлийн ширхэгийг хамгаалдаг.

«Мацаг барьснаар уураг тархиа ачааллуулж, аливаа өвчнийг даван туулахад туслах, дасан зохицох, стрессийн хариу урвалыг идэвхжүүлдэг гэж үзэж байна" гэж Маттсон хэлэв. "Хувьслын үүднээс авч үзвэл хэсэг хугацаанд хоол хүнс авч чадахгүй байх үед тархи сайн ажилладаг нь батлагдаж байна" гэсэн үг юм.

Яагаад заавал мацаг барих хэрэгтэй гэж? Өдөрт иддэгээсээ цөөн төмсний чипс идэх нь үүнтэй адил үр нөлөө үзүүлэхгүй гэж үү? Маттсоны судалснаар үгүй гэнэ. Тэрээр үүнийг тайлбарлахдаа, хоол идэх бүрт глюкоз элгэнд гликоген хэлбэрээр хадгалагддаг бөгөөд гликоген нь задрахад 10-12 цаг шаардагддаг байна. Гликоген зарцуулагдаж дууссаны дараа бие өөх тосоо шатааж эхэлдэг бөгөөд энэ нь кетон биес буюу нейронууд энерги болгон ашигладаг хүчиллэг химийн бодис болж хувирдаг. Кетонууд нь сурах, санах ой болон тархины ерөнхий эрүүл байдалд чухал ач холбогдолтойн дээр синапсын бүтцэд эерэг өөрчлөлтийг бий болгодог.

Харин өдөрт гурван удаа болон тэдгээрийн завсраар хөнгөн зуушаар хооллодог бол биед элгэн дэх гликогенийн нөөц зарцуулагдах боломж гарахгүй ба кетонууд ч нийлэгжихгүй.

Маттсоны хэлж байгаагаар дасгал хөдөлгөөн нь мөн бие дэх гликогенийн түвшинг бууруулахад нөлөөлдөг бөгөөд дасгал хөдөлгөөн тогтмол хийх нь тархины эрүүл мэндэд мацаг барихтай адил эерэг нөлөө үзүүлдэг болохыг нотолжээ.

Маттсон хүмүүст калорийн хязгаарлалтын хоёр стратегийн аль нэгийг турших үзэхийг зөвлөж байна. Эхнийх нь 5:2 арга гэх 2012 онд Английн BBC телевизээр Маттсоны оролцсон “Eat Fast and Live Longer” нэртэй баримтат кино цацагдсаны дараа сүүлийн жилүүдэд алдартай болоод байгаа хоолны дэглэм юм. Энэхүү хоолны дэглэмд, долоо хоногийн дараалллаагүй хоёр өдөр авах калорийн хэмжээг 500 калориор хязгаарлаж үлдсэн өдрүүдэд калорийн хэмжээг хэвийн хэмжээнд (эмэгтэйчүүдэд 2000, эрэгтэйчүүдэд 2500) авдаг. Маттсон эхлээд долоо хоногт нэг өдөр дунд зэргийн мацаг барьж дараагаар нь хоёр өдөр болгосноор уг дэглэмийг илүү амар хэвшүүлэх боломжтой гэж санал болгож байна. Толгой өвдөх, толгой эргэх, эсвэл ааш зан муудах зэрэг нийтлэг сөрөг нөлөө 1-2 долоо хоног илэрч болох ч эхний үе шат дууссаны дараа сэтгэл санаа өөдрөг болдог гэдгийг туршилтаар баталсан байдаг.

Завсарлагатай мацгийг зарим хөхтөн амьтдад судлахад тэдгээрийн хөдөлгөөний зохицуулалт, танин мэдэхүй, сурах чадвар, ой санамж сайжирсан үр дүнд хүрсэн байна.

Маттсон, мацаг барьж буй хүмүүст зургаан сарын турш хийгдсэн судалгаанд хамтран ажиллаж, цаг хугацаа өнгөрөх тусам тэдгээр хүмүүсийн эрүүл мэнд сайжирч байгааг илрүүлжээ. Тэрээр нейрохимийн хувьд авч үзвэл, биеийн хүч шаардсан болон оюуны ажил хийх, эсвэл илчлэгийн хязгаарлалт хийхэд тархи ажиллаж, бие махбод BDNF (тархины гаралтай нейротропик хүчин зүйл) хэмээх уургийг нийлэгжүүлдэг бөгөөд энэ нь мэдрэлийн эс хоорондын холбоосыг бэхжүүлдэг, шинэ мэдрэлийн эсийн үүсэлтийг нэмэгдэлүүлэхээс гадна сэтгэл гутралын эсрэг нөлөөлөх боломжтойг хэлжээ. Түүний хулгана дээр хийсэн туршилтаар тэрээр тархинаас гаралтай нейротрофийн хүчин зүйл сэтгэл гутралын шинж тэмдгийг багасгаж байгааг олж мэдсэн байна.

«Магадгүй эволюцийн явцад Тархинаас гаралтай нейротрофийн хүчин зүйл нь тархины нейропластицид чанарыг нэмэгдүүлэх, суралцах, ой тогтоолт, сэтгэл хөдлөл, сэдэл үүсэхэд нэн чухал шинэ синапсуудыг бий болгоход чухал үүрэг гүйцэтгэх болсон байна” (Sugarman, 2016).

Бенжамин Франклиний хэлсэн алдарт эшлэлийг санаж байна уу? "Хамгийн шилдэг эм бол амрах, мацаг барих явдал юм.”

Амьтанд хийсэн судалгаанууд, бодисын солилцооны стресс нь урт наслуулдаг болохыг баталсан бол хүн дээр хийсэн судалгаанууд дээр баттай нотлогдоогүй байна. Завсарлагатай мацаг нь эсийг нөхөн сэргээх болон бодисын солилцооны эерэг өөрчлөлтийг үүсгэдэг (триглицерид, бага нягтралтай липопротеины холестерины хэмжээ, цусны даралт, өөхний жин, цусан дахь глюкозын хэмжээ буурах, жин хасах гэх мэт) дархлааны хариу урвалыг өдөөдөг гэж үздэг.

Мацаг барьж байгаа хүмүүс алдсан илчлэгээ нөхөхийн тулд баяр ёслолын өдрүүдэд хэтрүүлэн идэх нь муу үр нөлөөтэй юу гэсэн түгээмэл асуулт гарч ирдэг. Гэвч судалгаагаар, жин хасах бусад аргуудтай харьцуулахад тийм үр дагавар илрээгүй байна.

Тодорхой мөчлөгтэйгөөр мацаг барих нь даврын тэнцвэрт эерэгээр нөлөөлж, биед хуримтлагдсан өөхийг шатаадаг. Мацаг барих үед нүүрс ус болон өөх тос зэрэг анхдагч эх үүсвэрийг ашиглаж эхэлснээр өөхний массыг багасгадаг.

Ихэнх хүмүүс нүүрс ус шатаах горимд байдаг ч, дараагийн хоолоо идэхээс өмнө хадгалсан нүүрс усаа хэзээ ч бүрэн гүйцэд хэрэглэдэггүй. Мөн өөхөөс илүү нүүрс усыг шатаахад илүү хялбар байдаг тул бие махбод нүүрс усаа түлхүү шатаадаг. Энэ үйл явц нь даврын тэнцвэргүй байдал, жин нэмэгдэх, биед илүүдэл усны хуримтлал үүсэхэд хүргэдэг. (Diet Review: Intermittent Fasting for Weight Loss, 2019).

Энгийнээр тайлбарлавал мөчлөгтэйгөөр мацаг барих үед бид элэг болон булчинд гликоген хэлбэрээр хадгалагдаж байсан бүх нүүрс усаа шавхдаг байна. Нэгэнт нүүрс ус дууссаны дараа таны бие махбод энергиэ үүсгэхийн тулд өөхийг зарцуулж эхэлдэг.

Мөн мацаг барих нь цусан дахь инсулиныг бууруулдаг тул бөөр илүүдэл бүх усаа гадагшлуулах боломжтой болдог. Мацаг нь инсулины түвшинг бууруулах хамгийн үр дүнтэй арга хэрэгслийн нэг юм.

(Хөгжилтэй баримт: Хуримтлагдсан нүүрс ус болох гликоген нь 3-4 усны молекултай хамт хадгалагддаг. Гликоген буурахад та түүнтэй хамт усан хавангаа хөөх болно.)

Мацаг барих нь хуримтлагдсан өөхийг энергид зарцуулах замаар тураадаг бөгөөд илүүдэл усыг биеэс зайлуулах процессийг дэмждэг. (Estima, 2018).

Олны танил хоол зүйч, урт наслалт, шүлтлэг хоолны дэглэмээр мэргэшсэн доктор Дэрил Гиоффе: 16 цаг мацаг барихад "цусан дахь сахар, инсулины хэмжээ буурч", хүний өсөлтийн даавар нэмэгддэг талаар нэмэлт тайлбар хийсэн байдаг. Түүний хэлснээр энэ нь бодисын солилцоог хурдасгадаг ("зарим хүмүүсийн хувьд бодисын солилцоо нь 14 хүртэл хувиар хурдасдаг"). Ингэснээр бие махбод хуримтлагдсан өөхийг энерги болгон шатааж эхлэхээс өөр аргагүйд хүрдэг байна.

Тэрээр цааш нь: "Хэвлийн өөх шатаахад хэцүү байдаг нь хэвлий хэсэгт бета-2 рецептортой /шатаах чадварыг нэмэгдүүлдэг/ харьцуулахад альфа-2 рецептор /өөхийг шатаах чадварыг удаашруулдаг/ илүү байдагтай холбоотой" гэж хэлэв. Инсулины түвшин буурснаар "а-2 рецепторуудад хориг үүсч b-2 рецепторууд идэвхжсэнээр зорилтот хэвлий хэсгийн өөхийг шатаах боломжийг олгодог" учраас мацаг нь маш үр дүнтэй юм (Sugar, 2018). Завсарлагатай мацаг барьснаар эрүүл мэндэд сөрөг нөлөөтэй хэвлийн өөхлөлт болон дотор өөхийг арилгах боломжтой.

Судалгаагаар хэдий богино хугацаанд мацаг барьсан ч бодисын солилцооны хурдаа 14 хувиар нэмэгдүүлэх боломжтой гэсэн үр дүн гарсан байна.

ТАРХИНЫ АЛЬ ЭС ХАМГИЙН ТҮРҮҮНД ҮХЖДЭГ ВЭ?

Гиппокампус нь тархины санах ойн төв юм. Гиппокампусын эсүүд гол үүргээ гүйцэтгэхэд маш их энерги хэрэгтэй болдог тул глюкоз нэмэлтээр хэрэглэх шаардлагатай болдог. Инсулин гиппокампуст шаардагдах хэмжээний глюкозыг оруулах үүрэггүй ч, глюкозын өсөлтөөс үүдэн инсулины хэмжээ нэмэгдэх хэрэгцээ гардгаас гиппокампусыг инсулины дутагдалд мэдрэг болгодог байна. Ой тогтоолт буурах нь Альцгеймер өвчний эхэн үеийн шинж тэмдэг болдгийг дээрх үйл явцаар тайлбарлаж болно. Альцгеймер нь даамжирвал тархийг бүхэлд нь гэмтээдэг өвчин юм.

Хангалттай хэмжээний инсулин байхгүй тохиолдолд гиппокампус шинэ мэдээллийг хадгалж чадахаа больж цаг хугацаа өнгөрөхөд хатаж, үхжиж эхэлдэг. “Танин мэдэх чадварын хөнгөн алдалт” (Альцгеймерийн өмнөх) шинж тэмдгийг илрэх үед тухайн хүний гиппокампус аль хэдийн 10 гаруй хувиар буурсан байдаг (Ede, 2016).

Марк Маттсоны тодорхойлсноор хүмүүс мацаг барихад хялбар байдаг нэг шалтгаан нь тархины гаралтай нейротропийн нөлөөгөөр сэтгэл санааг сайжирдагтай холбоотой гэжээ. Энэ нь зөнөгрөл, насжилттай холбоотой танин мэдэхүйн чадвар бууралтаас хамгаалахаас гадна сэтгэл санаанд эерэг нөлөө үзүүлдэг байна. Завсарлагатай мацаг барьж эхэлснээс хойш хэдхэн долоо хоногийн дотор сэтгэл түгшилт буурч, сэтгэл санааг өөдрөг болгодог үр дүнг харж болно (Spencer D. M., 2015).

Мэргэжилтнүүдийн үзэж байгаагаар мацаг барих ба илчлэгийн хязгаарлалт /хоол хасах/ хоёрын гол ялгаа нь, бие махбод глюкозын оронд кетоныг энергийн эх үүсвэр болгон ашигласнаар үр дүнд нь элгэнд нөөцлөгдсөн эрчим хүчийг шавхаж, өөхийг задлах бодисын солилцооны горимд шилждэг. (Энэ шилжилт нь удаан хугацаанд дасгал хөдөлгөөнөөр хичээллэх үед мөн тохиолддог).

«Хэрэв кетоны хэмжээ нэмэгдэхгүй бол үр дүн гарахгүй» гэж Маттсон хэлэв. Дээрх бодисын солилцооны өөрчлөлтүүд нь мөчлөгтэйгөөр мацаг барилт олон давтагдах үед бий болж, тархины үйл ажиллагаа оновчтой болох, стресс, өвчинд тэсвэртэй болох зэрэг хөгшрөлтөөс сэргийлэхэд эерэг нөлөө үзүүлдэг.

Лонгогийн үзсэнээр цусанд кетон байгаа нь эсийн түвшинд бие махбод өөрөө өөрийгөө "нөхөн төлжүүлж" байгааг илтгэдэг бөгөөд энэ нь хөгшрөлт болон өвчин эмгэгээс сэргийлж өгдөг байна. /Дээр дурдсанчлан кетон нь энерги болгон ашигладаг хүчиллэг химийн бодис юм/.

ҮР ДҮНТЭЙ ЖИН ХАСАХ БУСАД АРГА:

Мэс заслын арга: «Бид маш олон судалгааны ажлыг нийтлүүлсэн бөгөөд гол санаа нь олон системийн нөхөн сэргээлт юм" гэж Лонго хэлэв. Жишээлбэл, мацаг барих нь гэмтсэн цусны цагаан эсийн түвшинг бууруулдаг ба дараа нь гаднаас хоол тэжээл орж ирэх үед үүдэл эсүүд идэвхжин шинэ, эрүүл эсүүдийг бий болгож нөхөн төлжүүлдэг. Өлсгөлөн байх үед бие махбод хог хаягдлаас ангижирч хооллох үед нөхөн төлжилт явагддаг.

Мэс заслын оролцоотойгоор богино хугацаанд үр дүнд хүрэх боловч эдгэрэхийн тулд хэдэн долоо хоног шаардагдана. Энэ үед жингээ барихын тулд хоолны дэглэмээ үргэлжлүүлэн барих шаардлагатай байдаг. Мэс засалд орсоны дараа гам сайн сахина. Бүрэн эдгэртэл хүнээсээ шалтгаалан 3-6 сар хүртэл хугацаа шаардагдана. Дээрээс нь хаванг буулгаж, зорьсон жиндээ очих хэрэгтэй болдог. Мөн сорви үлдэх магадлалтай. Би өөрийнхөө туршлагаас харахад үнэтэй хагалгаанд мөнгө үрж байснаас мацаг бариад богино хугацаанд зорьсон үр дүндээ хүрч болохыг мэдэрсэн. Тэгэхээр яагаад мөнгө үрэх хэрэгтэй гэж? Мөн дэглэмээ сайн бариагүйн улмаас буцаад жингээ нэмсэн хүмүүстэй бишгүй их таарсан. Богино хугацаанд гоё биетэй болж болох ч байнгын дэглэмтэй байж гэмээнэ тэр хэмжээндээ байх юм билээ.

«Гэмтсэн эсүүд шинэ, ажиллагаатай эсүүдээр солигдож одоо бие махбод маань зөв ажиллагаатай болсон" гэж Лонго хэлэв. Эцсийн үр дүндээ эрүүл, үйл ажиллагаатай эд эсүүдтэй үед өвчин тусах эрсдэл буурдаг (Drayer, 2018).

ЭРЧ ХҮЧ НЭМЭГДЭХ

Мацаг барих үед хоол боловсруулалтад бага цаг зарцуулах нь бие махбодод амралт болдог тул эрч хүч нэмэгддэг. Бидний нийт энергийн 30% орчим нь хоол боловсруулахад зарцуулагддаг тул мацаг барьснаар үүнийг хадгалах боломжтой. Мацаг барих үед энэ энерги бие махбодийг эмчлэх, засах, сэргээхэд зарцуулагдаж байдаг.

Өдрийн турш гаднаас хоол тэжээл авахгүй байх үед бие махбод энергийн шинэ эх үүсвэр хайж эхэлдэг. Эхлээд элгэнд гликоген хэлбэрээр хадгалагдсан бэлэн глюкозыг ашигладаг. Дараа нь өөхний эсэнд байх өөхний хүчил, уураг зэрэг бусад эх үүсвэрлүү шилждэг. Хамгийн сүүлд нь өвчтэй эсвэл гэмтсэн эсүүдийг онилдог.

Мацаг барих үед халдвар авсан эсийг хорогдуулах үйл явц хурдасдаг. Дараагаар нь тэдгээрийн түүхий эдийг дахин боловсруулж энерги болгох эсвэл шинэ эсийг үйлдвэрлэх материал болгон ашигладаг. Ашиглах боломжгүй хэсгийг нь устгадаг. Энэ нь бидний арьс яагаад илүү залуу, өнгөлөг болж бие махбод эрүүлждэг шалтгааныг тайлбарлаж өгдөг. (Calbom MS, 2008).

ЧИХРИЙН ШИЖИН

Мацаг барих болон чихрийн шижин өвчин нь маш маргаантай сэдэв юм. Зарим тохиолдолд эмчийн хатуу хяналтан дор мацаг барилт, кето хоолны дэглэмийн тусламжтай 2-р хэлбэрийн чихрийн шижинг анагаасан байдаг.

Эхлээд эсийн эргэлтийг нэмэгдүүлж, аутофагийг (хуучин эсүүдийг цэвэрлэнэ) бууруулдаг инсулин гэх дааврын талаар авч үзье. Хүмүүс цусан дахь сахарын хэмжээг зохицуулдаг гэдгээр нь мэддэг.

Бид нүүрс ус ихтэй хоол хүнс хэрэглэх үед цусан дахь глюкозын хэмжээ нэмэгддэг. Глюкоз нь бие махбодын энергийн эх үүсвэр боловч хэмжээ хэт ихсэх үед эсэд хортой нөлөө үзүүлдэг. Инсулин нь нүүрс усыг хянадаг бөгөөд цусан дахь глюкозыг задалж, дараа нь энерги болгон ашиглахын тулд элэг, булчинд нөөцөлдөг. Инсулин нь өөх тосны задралыг дарангуйлан цусан дахь өөх тосыг өөхний эсэд нөөцлөгдөх явцыг мөн зохицуулдаг. Тиймээс хэт их инсулин нь таныг таргалуулдаг гэсэн үг. Инсулины түвшин их байх нь өөх тосны хуримтлалыг нэмэгдүүлдэг бол эсрэгээрээ бага байх нь өөх тосыг бууруулахад хүргэдэг.

Бид нүүрс ус ихтэй хоол хүнс, унд их хэрэглэхэд глюкозын хэмжээ нэмэгдсэнтэй холбоотой инсулин ялгарч эхэлдэг. Ингэснээр нойр булчирхай инсулин тасралтгүй үйлдвэрлэх нөхцөл бүрддэг. Энэ нь өөх тос хуримтлагдах, хорт хавдар үүсэх эрсдэлд хүргэдэг байна.

Цаг хугацаа өнгөрөх тусам эсүүд инсулинд хариу үйлдэл үзүүлэхээ больж улмаар 2-р хэлбэрийн чихрийн шижин өвчин үүсдэг. Сүүлийн 20 жилд 2-р хэлбэрийн чихрийн шижин өвчтэй хүмүүсийн тоо арав дахин нэмэгдсэн бөгөөд энэ тоо буурахгүй байна.

Чихрийн шижин нь зүрхний шигдээс, цус харвалт, хараа муудах, тархи хатангирших зэрэг эрсдэлийг нэмэгдүүлдэг. Чихрийн шижин өвчнөөс урьдчилан сэргийлэх нэг арга бол дасгал хөдөлгөөн болон эрүүл хооллолт юм. Эдгээр нь цусан дахь глюкоз бууруулдаг ч инсулины хэмжээг нөлөөлдөггүй. Чихрийн шижин өвчнөөс зайлсхийх өөр нэг арга бол завсарлагатай мацаг барих явдал юм.

Нэг судалгаагаар хоёр долоо хоногийн хугацаанд хооллолтондоо өөрчлөлт оруулахгүйгээр хоёр хоногт нэг удаа мацаг барихад хүмүүсийн глюкозын хуримтлал болон өөх тос задлах чадвар маш сайн нэмэгдсэн байна.

Завсарлагатай мацаг нь өөхний эсийг задалж, өөх тосыг энергийн эх үүсвэр болгон ашиглах замаар бие махбодын инсулинд мэдрэг чанарыг сайжруулдаг.

"Intermountain" зүрх судасны хүрээлэнгийн захирал, доктор Бенжамин Хорне хэлэхдээ: "өөхний эсүүд нь инсулины дөжрөл үүсэхэд гол үүрэг гүйцэтгэдэг тул өөхний эсийг задалснаар чихрийн шижин өвчнөөр өвчлөх эрсдэлийг бууруулдаг. Мөн богино хугацааны мацаг нь бие махбодийг өөрийгөө хамгаалах горимд шилжүүлж, инсулинд мэдрэг чанарыг эргэн сэргээдэг. Мацаг барих нь чихрийн шижин өвчнөөс сэргийлэх ч үр дүн нь шууд гардаггүй цаг хугацаа шаардагддаг" болохыг дурьдав. (Spencer D.M., 2015).

Эдгээр нь мацаг барих олон ач тусын зөвхөн нэг хэсэг бөгөөд өөр олон ач холбогдлууд бий.

Аливаа өвчний анхдагч шалтгааныг нэг үгээр тодорхойлвол токсикоз буюу хордлого юм. Амьдралын буруу хэв маяг, буруу хооллолт нь бидний биеийг бохирдуулж, дотроос нь устгах үйл явцыг түргэсгэдэг бөгөөд цаашид ийм амьдралын хэв маягийг үргэлжлүүлэх нь аюултай. (Fuhrman, 1998).

Мацаг барих, ургамлын гаралтай хоолны дэглэмийн талаар олон судалгаа хийгдсэн ч өнөөгийн анагаах ухааны практик тогтолцоотой зөрчилддөг тул дэлхий нийт энэ эмчилгээг үл тоомсорлосоор ирсэн. Эмч нар эрүүл мэндийн зөвлөгөө, өвчин эмгэгийг эмчлэх арга барилаа бүхэлд нь өөрчлөх шаардлагатай болж, хийдэг эмчилгээнийхээ ихэнхийг нь үр дүнгүй, хэрэгцээгүй, үнэтэй гэдгийг хүлээн зөвшөөрөх хэрэгтэй болно. Мэдээжийн хэрэг энд бичсэн зүйлийг эсэргүүцэх нь их байх болно.

Амьдралын эцсийн зорилго юу вэ гэж хүмүүсээс асуухад 95% нь эрүүл байхыг хүсч, үлдсэн нь аз жаргалтай байхыг хүсдэг гэж хариулсан байдаг.

Та хүлээх хэрэггүй. Эрүүл, аз жаргалтай болоход тань мацаг туслах болно. Өөрийгөө энэ дэлхийн хамгийн баян хүн болгоорой! Тийм ээ, та эрүүл мэндийн тэрбумтан болж чадна!

3 БҮЛЭГ

ЗАВСАРЛАГАТАЙ МАЦАГ БАРИХ ҮЙЛ ЯВЦ

“Бага зэрэг өлсгөлөн байх нь өвчтэй хүнд хамгийн сайн эм, шилдэг эмч нараас ч илүү их хэрэг болно. Энэ нь хоолоо хязгаарлах бус хоолноос бүр мөсөн татгалзах гэсэн үг юм...”

~ Марк Твен ~

Энэ бүлэгт би мацаг барих биологийн процессыг тайлбарлах болно.

Гэдэс цэвэрлэх. Заавал гэдсээ цэвэрлэх албагүй ч ихэнхи хүмүүст гэдсээ цэвэрлэх нь үр дүнтэй байдаг. Хэрэв та гэдэсний гүрвэлзэх хөдөлгөөний асуудалтай бол детокс жүүс хэрэглэж болно. Аажимдаа мацаг барих нь гэдэсний гүрвэлзэх хөдөлгөөнийг зохицуулж эхэлдэг.

Ихэнх мацаг барих дэглэм нь бүдүүн гэдэсний цэвэрлэгээ хийхийг шаарддаг бөгөөд энэ нь таны биеэс хорт бодис, хог хаягдлаас ангижрахад тусална. Хэрэв танд бургуй байвал урьд өмнө турших байсан туршлагатай бол бүлээн нимбэгтэй усаар бургуй тавьж болно.

Эпсом давс нь гэдсийг маш сайн цэвэрлэдэг. (Надад

амт нь таалагдаагүй, бас мацаг барьж эхэлснээс хойш хэсэг хугацааны дараа өтгөн асуудалгүй гадагшилдаг болсон тул хэрэглэх шаардлага гараагүй) Мацаг барих эхэн үед өтгөн гадагшлахгүй байх нь хэвийн зүйл. Энэ үед Эпсом давс танд тусална. Тодорхой хугацааны дараа мацаг нь таны гэдэсний хөдөлгөөнийг зохицуулж эхэлдэг.

Эпсомын давс нь туулгах үйлчилгээтэй тул мацаг барих үед бүдүүн гэдэсний цэвэрлэгээ хийхэд тохиромжтой. Бүлээн усанд хоёр хоолны халбагыг хийнэ. Өглөөдөө шимж ууна. Энэ нь яг л давстай ус шиг гэдсийг угаах болно.

Эхлэл үед танд толгой эргэх мэдрэмж төрж магадгүй. Аажимдаа мацганд дасан зохицоод таны бие дээрдэх болно. Хоол боловсруулах эрхтний үйл ажиллагааг хязгаарлахад бие аяндаа хөнгөрдөг. Ялангуяа хөдөлгөөн хийх үед хөнгөн мэдрэмж төрдөг. Энэ нь танд тайвшрал, амар амгалан байдлыг мэдрүүлэх болно.

Организмын эсийн 50% нь бүрэн ажиллагаатай, 25% нь шинээр бүрэлдсэн, 25% нь хөгширсөн, өвчтэй, үхжиж байдаг гэдгийг та мэдэх үү? Отто Бучингерийн тодорхойлсноор мацаг барих нь сүүлийн 25%-д нөлөөлдөг бөгөөд энэ нь өвчтэй эсүүд устаж, эрүүл эсүүд хэвээр үлдэнэ гэсэн үг юм. (Brantschen, 2010).

Өдөр бүр хуучин эсүүд үхэж, шинэ эсүүд үүсдэг. Таны биеийн бүх эсүүд долоон жилийн дотор солигддог талаар сонсож байсан байх. Тэгвэл би жилийн дотор бие махбодын эсүүдийн 90 хувь нь шинэчлэгддэг талаар олж уншлаа. Таван цаг тутамд таны ходоодны салст давхарга шинэчлэгдэж, дөрвөн долоо хоног тутамд та цоо шинэ арьстай болж, зургаан долоо хоног тутамд шинэ элэгтэй болдог. Бидний бие махбод байнга шинэ байхыг хүсдэг бөгөөд үүнд мацаг гайхалтай туслах болно. (Serure, 1997).

Мацаг барих нь өвчний эсийг биологийн аргаар арилгаж, өвчинг анагаан, урьдчилан сэргийлдэг. Иймд эрүүл байхын зэрэгцээ өвчнийг эмчлэхэд чухал ач холбогдолтой юм.

Ихэнх хүмүүс хэрэглэсэн хоол хүнснээсээ шалтгаалан өвчилдөг. Мэдээжийн хэрэг, зайлсхийх боломжгүй халдвар гэж бий…

Бид хоол хүнс хэрэглэх бүрдээ зөвхөн шим тэжээл төдийгүй нэмэлт болон бусад хорт бодисыг хамт авч байдаг. Тэдгээр хоол тэжээлийн бус бодисыг биеэс зайлуулахын тулд хоол боловсруулах зам, элэг, бөөр болон бусад эрхтнүүд ажиллах ёстой болдог.

Дээрхи хог хаягдалд:

- хоол боловсруулах үед үүссэн эцсийн бүтээгдэхүүн
- дутуу боловсруулагдсан хүнсний бүтээгдэхүүний задралаас үүсэх бактерийн дайвар
- бие махбодид хэрэглэх боломжгүй илүүдэл тэжээл зэрэг орно. Эрүүл мэндээ хадгалахын тулд эдгээр бүх хог хаягдал, түүнчлэн эсийн хэвийн метаболизмын хаягдал бүтээгдэхүүнийг идэвхтэйгээр зайлуулах ёстой юм.

Тиймээс хоол хүнс нь амьдралыг хэрэгцээт тэжээлээр хангахын зэрэгцээ хорт бодис бий болгодог байна. Ялангуяа бид өвдсөн, эсвэл бие махбод өөрөө бий болгосон хог хаягдлаараа дүүрсэн үед мацаг барих нь цаашдын хорт болон хаягдал бүтээгдэхүүний нэвтрэлтийг зогсоох асар том үр нөлөөтэй. Хуучин, өвчтэй эсийн нэмэлт ачаалалгүй бол хүний бие өөрөө өөрийгөө эдгээх боломжтой болдог. (Fuhrman, 1998).

«Эдгэрэх» гэдгийг бид ихэвчлэн эмийн тусламжтайгаар шинж тэмдгийг бууруулах, эсвэл мэс заслын аргаар өвчтэй хэсгийг авах гэдгээр ойлгодог. Энэ бол үргэлж богино хугацааны шийдэл бөгөөд бие махбодийг байнга сайнаар нь хадгалж чаддаггүй. Шинж тэмдгүүд дахин давтагдах, эсвэл мэс заслын дараа биеийн аль нэг хэсэгт доголдол үүсч болзошгүй болдог. Шалтгааныг олж, арилгаагүй цагт бие махбодид эдгэрэх боломжийг олгодоггүй. (Fuhrman, 1998)

Мацаг барьснаар гэдэсний гүрвэлзэх хөдөлгөөн тогтворжиж, хорт бодис, инсулины хэмжээ буурч, улмаар өвчин тань алга болно.

Мацаг барьж эхлэхээсээ өмнө оюун санаа, биеэ бэлдэх хэрэгтэй. Мацаг барихыг зовлон, амьдралаас таашаал авахгүй байх арга гэж битгий бодоорой; Эсрэгээрээ энэ нь өмнөх бүлэгт дурдсан бүхий л ач тусыг үзүүлж, цаашид мацаг барих, сэргээн засахад тань туслах болно. Яг л харахад таалагдахгүй байсан хувцасыг өмсөөд үзэх үед хачин гоё харагдах тэр мэдрэмж таныг угтана.

ХЭДИЙД МАЦАГ БАРЬЖ ЭХЛЭХ ВЭ?

“. . . мацаг барих нь аз жаргалтай өдрийг бэлэглэдэг.” - Адалберт Де Вогю, Аймер Ле Жуне: L’Experience Monastique

Хавар бол байгаль сэргэх цаг тул мацаг барьж эхлэх хамгийн таатай улиралд тооцогддог. Ихэнх шашны мацаг нь хавар эхэлдэг.

Ер нь бол аль ч улиралд мацаг барьж болно. Гол нь мацаг барих өдрүүдэд сэрүүн мэдрэмж төрдөг гэдгийг анхаараарай. Тиймээс та өвлийн улиралд мацаг барьж эхэлбэл амархан даарч болно. Даарах мэдрэмж байнга л дагалддаг байсан. Аль болох дулаан байж, дулаан хувцаслахыг бодоорой. Малчин Монголчууд ч зуны улирлыг зүгээр нэг цагаа идэж гэдсээ цэвэрлэхээр сонгоогүй юм байна.

Шинэ оны зорилгоо биелүүлэхийн тулд би 1-р сард мацаг барьж эхэлсэн; Би халуун бүлээн усанд орж, халуун саунд сууж, халуун ногоон цай эсхүл халуун ус уудаг байсан.

Англи цагаан толгойн хамгийн гайхалтай 3 үсэгнээс бүрдсэн утга учиртай үг бол NOW юм. Одоо гэдгээс өөр цаг хугацаа гэж байхгүй. Одоо эхэл! - Сэр Уолтер Скотт.

МАЦАГ БА СЭРГЭЭН ЗАСАХ

«Мацаг барих нь баяр ёслолтой адил бидний амьдралд зайлшгүй шаардлагатай.»

~ Lailah Gifty Akita ~

Мацаг барих нь ихэвчлэн оюуны нээлт хийх эхлэл болдог. Оюуны нээлт нь юу вэ гэж үү? Мацагтай үед өөрийгөө илүү сонсож, дахин үнэлж эхэлдэг. Мацагтай үедээ шинэ бизнесийн санаа олж, “Оюу Косметикс”-ийг нээсэн. Мацагтай үед шинэ санаа орж ирж, түүнийг улам гүн тунгаан бизнес төлөвлөгөө гаргахад дөхөмтэй болсон. Мацагтай үедээ орц, жор болгоныг судалж, шинэ ид шидийн бүтээгдэхүүн хийхэд түлхэц болсон.

Сонсох. Мацаг барих өдрүүдэд та илүү их өөртэйгөө ярьж, шүүж, магтаж мөн өөрийгөө сонсож эхэлдэг. Мацаг барьдаг хүмүүс өөр замыг сонгосон нэгнээ сонсож эхэлдэг. Энэ нь таны ухааныг тэлж, хайрцагнаас гадуур сэтгэхэд хүргэдэг. Энэ үе шат нилээн хэцүү бөгөөд таны оюун ухаан, бодол санаа хоорондоо зөрчилдөх үесийг туулж болно.

Дуугүй болох. Энэ үе шатанд та муу үг, муу санаа, муу үйлээс ангижрахын тулд "бясалгаж» эхлэх болно. Бид чимээгүй байхдаа өөртэйгээ нүүр тулж, шийдэгдээгүй асуудлуудаа шийдэж, урьд өмнө харж чадахгүй байсан зүйлсээ олж хардаг.

Агуу шашны уламжлалууд ганцаар байх, нам гүм байдлыг мацаг барилтын нэг хэсэг болгосон. Мацгийг зөв барьж чадвал биеийнхээ дулааныг хадгалах, эрч хүчээ зохицуулахын тулд дотоод дулаанаа ашиглах боломжтой байдаг. Зарим хүмүүсийн хувьд энэ нь өвчин эмгэгийг эмчлэх, жин хасах арга байж болох ч шашны хувьд мацаг барих нь анагаах хүчтэй гэсэн итгэл үнэмшил байдаг.

Үүнийг хийснээр хүн бүр зөв сонголт хийж, зөв шийдвэр гаргахад шаардлагатай сэтгэлийн дуудлагаа олж авдаг. Таны бие махбод, оюун ухаан таныг удирдан чиглүүлэх болно. Мацаг бол та дотоод сэтгэлтэйгээ холбогдож, дотоод гоо үзэсгэлэнтэйгээ хөл нийлүүлэн алхах хамгийн дөт зам гэж би боддог.

Дахин үнэлэх. Хүсээгүй бодлоосоо ангижирснаар шаардлагатай зүйлсийн талаар эргэцүүлэн бодох боломжтой болдог. Жишээ нь, гэр доторх хэрэгцээгүй эд зүйлсээсээ салж зөвхөн амьдралд хэрэгтэй зүйлсээ авч үлдсэнээр илүү үр бүтээлтэй, илүү өргөн цар хүрээтэй орон зайг бий болгож эхэлдэг. Ингэснээр минималист амьдралын хэв маяг, гэр орон гэх мэт өөрт байгаа бүх зүйлсдээ талархаж эхэлдэг юм билээ. Та гэр бүл, найз нөхөд гээд эргэн тойронд байгаа хүмүүсээс гадна танихгүй хүмүүсийг ч үнэлж эхэлдэг. Бид мацаг барих үедээ чимээгүй болох нь мацгийг улам гүнзгийрүүлдэг.

Эерэг бодол. Тархи эерэгээс илүү сөрөг байдалд хүчтэй хариу үйлдэл үзүүлэх хандлагатай байдаг. Таны оюун ухаан өөрт байгаа мөчүүддээ талархахын оронд сөрөг үйл явдлуудад үргэлж бэлэн байдаг. Тархиа сөрөг бодлоос чөлөөлөхөд суралцуулж болдог нь сайн хэрэг.

Та үргэлж эерэг бодол бодож, эерэг үгс давтан хэлэх нь тархийг сөрөг бодолтой тэмцэхэд тусалдаг. Завсарлагатай мацаг барьж эхлэх үед тархи хуучин дадалдаа буцан орж болно. Та зөвхөн гол зорилгодоо анхаарлаа төвлөрүүлснээр үүнийг болиулж чадна.

Thich Nhat Hanh өөрийн "Ниргүй" номондоо:

Бидний эргэн тойрон дахь бүх чимээ шуугиан, бидний оюун ухаанд байнга давтагддаг бүх бодол санааг нэг төрлийн хоол гэж үзэж болно. Бид идэж уудаг хоол хүнс болох зажилж залгидаг хоол хүнсний төрлийг мэддэг. Гэхдээ энэ бол бидний хэрэглэдэг цорын ганц төрлийн хоол биш юм. Ердөө л нэг төрөл нь юм. Бидний уншсан ном, харилцан яриа, үзсэн нэвтрүүлэг, онлайн тоглоом, санаа зовнил, бодол санаа, сэтгэл түгшил бол бүгд хоол хүнс юм. Бидний ухамсарт гоо сайхан, чимээгүй байх орон зай байдаггүй нь гайхах зүйл биш юм. Учир нь бид үргэлж бусад олон төрлийн хоолоор дүүргэж байдаг болохоор тэр шүү дээ.

Хэдийгээр бид бусадтай ярихгүй, ном уншихгүй, радио сонсохгүй, телевиз үзэхгүй, эсвэл онлайн харилцаанд орохгүй байсан ч гэсэн бидний ихэнх нь тайван, нам гүм мэдрэмжийг авч чаддаггүй (Hanh, 2016).

Аймшгийн кино, сошиал медиа дахь муу мэдээ, сонин дээрх элдэв хов жив бүү унш. Өөртөө болон эерэг байдалд анхаарлаа төвлөрүүлэхийг хичээ. Хэрэв тархиа ямар мэдээллээр дүүргэж байгаадаа анхаарал хандуулж байхгүй бол сэтгэлийн хямрал улам бүр нэмэгдсээр байх болно.

Сэтгэлийн өвдөлтөө үгүйсгэх үед таны хийж буй бүх зүйл, мөн таны харилцаа түүнтэй хамт бохирддог. Өөрөөр хэлбэл та ямар энерги цацруулна бусад хүмүүс тэр байгаагаар нь хүртэж байдаг. Та өөрөө ч ухамсарлахгүйгээр бусдыг өвдөлтийн тусгалаараа гэмтээж болно. Хүн өөрийн дотоод төлөвтөө тохирох зүйлсийг өөртөө татдаг (Tolle, 2004).

Хоолны дэглэм барина гэдэг нь идэх хүнснээс гадна юу үзэж, сонсож, уншиж байгаа, ямар хүмүүстэй харилцаж байгаа гээд оюун санаа, зүрх сэтгэлд нөлөөлдөг зүйлсэд ч бас анхаарлаа хандуулна гэсэн үг юм. Сэтгэл хөдлөл, оюун санаа болон бие бялдрын хувьд авч байгаа зүйлсээ үргэлж цэгнэх хэрэгтэй.

Зарим эрдэмтэд нээлт хийхээсээ өмнө, бизнес эрхлэгчид шинэ бизнес эхлүүлэхээсээ өмнө мацаг барьдаг байв. Хэрэв та амьдралдаа ямар нэг том шийдвэр гаргахаар зэхэж буй бол мацаг барьж эхэл!

Та мацгийг хооллолтоос гадна бусад зүйлс дээр ч гэсэн туршиж болно. Зурагт үзэх, утсаа зорилгогүй оролдох зуршил дээрээ мацаг бариад үз. Мацагтай үедээ тайвшруулах хөгжим, дотоод сэтгэлээ, мөн бусдыг ч сонсож, соргог байгаарай. Унших үйлд цаг зарцуул. Сэтгэл хөдлөл, зорилгуудынхаа талаар тэмдэглэл хөтөл. Өөрийгөө болон дотоод гоо үзэсгэлэнгээ хүлээн зөвшөөр. Уур хилэн, атаа жөтөө, хорсол зэвүүцлээс өөрийгөө чөлөөл. Таныг гомдоосон хүмүүсийг уучил. Бусдыг шүүхээс цээрлэ. Гомдоллохоо боль. Талархъ. Уй гашууг даван туулах цагийг өөртөө олго. Өөрийн дотоод дуу хоолойгоо сонсох...

Сайхан сэтгэл, тэвчээр, энэрэл, өршөөл, нигүүлсэл, өгөөмөр сэтгэл, талархал, даруу байдал, эр зориг, өөртөө итгэлтэй байдал, үнэнч шударга байдал, хайр гээд дотоод сайн сайхан чанаруудаа үнэлэх хэрэгтэй.

Амлах. Найз нөхөд эсвэл гэр бүлийн гишүүдээсээ мацаг барих амлалтаа биелүүлэхэд тань туслахыг хүс. Мацаг барихад тустай өөр нэг арга бол мацаг барих бүлгэмд нэгдэх юм. Хэн нэгэн хянаж байхад мацаг барихаа зөрчих нь илүү хэцүү байдаг.

Түүнчлэн, мацаг барьж байгаагаа зарлаарай. Та гар утасны аппликэйшн ашиглан хянах эсвэл идсэн зүйлээ тэмдэглэж байх боломжтой. Би зургаа авч инстаграмдаа оруулж, өөртөө зорилгоо тогтмол сануулдаг байсан.

Өөртөө тохирсон эрүүл хооллолтыг сонгох нь зайлшгүй чухал гэдгийг та мэднэ. Сахилга баттай дэглэмээр дамжуулан хооллох зуршлаа өөрчлөх нь оюун санааны төрөлх залхуу хандлагыг өөрчилж эхэлдэг бөгөөд ингэснээр самскара түвшинд суурь өөрчлөлт гарч ирдэг. Сахилга баттай дэглэм сахих нь хажууд байгаа чихрийн тавагруу хүрч очихгүй байхад өөрийгөө дасгалжуулдаг учир жин хасах, эрүүл болоход тусалдаг. Хувийн сахилга бат гэдэг нь эрүүл мэндэд муугаар нөлөөлдөг хоол хүнснээс татгалзахыг хэлнэ (Gregor, 2017).

Өөртөө зориулж цаг гаргах. Өөртөө цаг гаргаж түүнээсээ баяр баясгаланг мэдэр. Та хийх дуртай зүйлсийнхээ жагсаалтыг гаргаарай. Дараа нь өнгөрсөн ба ирээдүйнхээ талаар тэмдэглэлийг бичээрэй. Та яг юуг өөрчлөхийг хүсч байна вэ?

Хүү, охин 2 маань өдөр бүр надад боломжгүй зүйл гэж байдаггүй гэдгийг сануулдаг, тийм жаахан мөртлөө цуцашгүй, мятрашгүй өөрийнхөө хийнэ гэсэн юм аа хийх гэж зүтгэдэг. Та хүүхдүүдээсээ, өөр хэн нэгнээс үлгэрлэн өөрийн төсөөллийг бодит болгож чадна.

Хэдийгээр "өөртөө зориулсан" цаг хугацаа тань мацаг барихад маш чухал үүрэг гүйцэтгэдэг ч гэр бүлээ орхигдуулж болохгүй. Ээж маань өөр улс оронд амьдардаг ч гэсэн бид өдөр бүр бие биентэйгээ утсаар ярьдаг. Тэр өдөр болсон бүх сонин зүйлсээ хуваалцдаг, ач зээ нар нь юу хийсэн талаар инээдтэй түүхийг ярьж өгч байнгын л холбоотой байдаг. Гэр бүлээ эрхэмлэж байгаарай.

Мацаг барих үед дараах урам зориг өгөх үгнүүд танд тусална:

Би эрүүл мэндийн тэрбумтан болох замдаа явж байна.

Би оюун санаа, бие махбодио залуужуулж байна.

Би мөрөөдлийн бие галбиртай болохоор зэхэж байна. Мацаг барих минут тутамд би биеэсээ хорт бодисоо гадагшлуулж цаг тутамд би маш их аз жаргалтай, эрүүл, бохирдолгүй, залуу өөрийгөө бүтээж байна.

Өөрийгөө хамгаалах нь амьдралын эхний дүрэм юм. Долоо хоногийн нэг өдрийн мацаг барих хөтөлбөр нь Дотоод ариун цэврийн тухай ойлгуулах болно.

ЗАВСАРЛАГАТАЙ МАЦАГ БАРИХ ХАМГИЙН ТҮГЭЭМЭЛ АРГУУД

БҮЛЭГ 4

«Сэтгэж чаддаг, хүлээж чаддаг, мацаг барьж чаддаг бол бүгд зорилгодоо хүрч, ид шидийг бүтээж чадна.”

~ Герман Хессе, Сиддхарта ~

Та мацаг барих ямар ч аргыг сонгож болно. Дагаж мөрдөхөд ямар ч төвөгтэй дүрэм байхгүй. Мацаг нь барьж буй хүндээ ээлтэй юм.

Хүмүүсийн царай мэт хүн бүрийн бие махбод ялгаатай. Тиймээс та өөрт тохирсон мацаг барих аргыг сонгоорой. Дараах төрөл бүрийн мацаг барих аргууд нь аутофагийг (аутофаг гэх үг нь эртний грек хэлний ауто-өөрөө, харин фаг-идэх гэсэн утга агуулдаг ба өөрийгөө идэж устгах гэсэн агуулгатай, таны биеийн эс эд өөрөө үхэжсэн хэрэггүй болсон эд эсээ устгаж, шинэ эрүүл эд эс бий болгох үйл явц гэдгийг дээр дурдсан) өдөөдөг тул өөрийн цагийн хуваарьтайгаа тохируулан нэг аргыг сонгоод, таны бие хэрхэн хариу үйлдэл үзүүлж байгааг хараарай.

Аль ч мацаг барих дэглэм нь дангаараа сайн биш байдаг. 12 цагийн мацаг зэрэг богино хугацааны мацаг нь жин нэмэхээс сэргийлэхэд үр дүнтэй боловч жин хасдаггүй. Мацаг барих аргуудыг доор үзүүлэв:

Цаг	Даваа	Мягмар	Лхагва	Пүрэв	Баасан	Бямба	Ням
00:00							
4:00							
8:00							
12:00							
16:00							
20:00							

Идэх
Мацаг барих
Унтах

16/8 АРГА:

16/8 - буюу "Жин хасангаа идэх (Leangains) зарчим" нь хамгийн түгээмэл мацаг барих арга юм. Таны "идэх цонх" өдрийн цагаар 8 цаг үргэлжлэх бөгөөд үлдсэн 16 цагийг мацаг барих цаг болгон ашигладаг.

Мацаг барих цагаар та зөвхөн ус, цай, кофе эсвэл бусад илчлэггүй шингэн ууж болно. Энэ аргыг хамт ажилладаг хүн маань барьдаг байсан. Тэр өглөөгүүр иогийн хичээлд явж, хооллох цагаараа цагаан хоол иддэг байв. 16/8 аргыг долоо хоногтоо таван удаа хийдэг байсан бол үлдсэн хоёр өдөр нь 24 цагийн мацаг барьдаг байсан. Гурван сарын дотор тэр 15 кг жин хассан.

Мацаг барихдаа өглөөний цайгаа алгасч, үдийн 12 цагт анхны хоолоо идэж болох бөгөөд энэ нь өмнөх оройны 8 цагаас өмнө идсэн хоолноос хойш идэж байгаа эхний хоол байх юм. Эсвэл өглөөний 9 цагт анхны хоолоо идсэн бол оройн 5 цагт хоолоо зогсоох хэрэгтэй. Өөрт тохирсон цаг болон хуваариа сонгоорой. Тодорхой заасан цагт иднэ гэсэн дүрэм байхгүй. Мөн идэж байх хугацаандаа хоёр эсвэл гурван ч удаа хооллож болно.

Ихэнх хүмүүс энэ хэлбэрийн завсарлагатай мацаг барих аргыг хүчин чармайлт хамгийн бага шаарддаг гэж үздэг учраас ийм хэв маягаар хооллох нь хамгийн түгээмэл байдаг. Хэдий тийм боловч энэ дэглэм нь таны даврыг тогтворгүй болгож, хоолны дэглэм барихад хэцүү болгох магадлалтай байдаг тул та өдөр бүр дэглэмээ дагаж мөрдөх хэрэгтэй. Энэ хоолны дэглэм нь богино хугацааны мацаг барих дэглэмээс илүү хүчтэй юм шүү. Мөн нүүрс ус багатай хоол эсвэл Кето хоолны дэглэмийн үед илүү үр дүнтэй байдаг.

Цаг	Даваа	Мягмар	Лхагва	Пүрэв	Баасан	Бямба	Ням
00:00							
4:00							
8:00							
12:00							
16:00							
20:00							

Идэх
Мацаг барих
Унтах

24 ЦАГИЙН МАЦАГ

Долоо хоногт нэг удаа оройн хоолноос дараагийн өдрийн оройн хоолны хооронд 24 цагийн турш хоол идэхгүй байна. Эсвэл та өглөөний цайнаас өглөөний цай, эсвэл үдийн хоолноос үдийн хоолны хооронд мацаг барихаар сонгож болно. Долоо хоногийн үлдсэн өдрүүдэд та хэвийн хооллох юм.

Энэ бол миний барьж байсан дэглэм юм. (Үнэндээ би 24 цаг ч биш бүр 48 цаг мацаг барьдаг байсан. Үдээс хойш эхлээд дараалан хоёр өдөр мацаг барьдаг байсан.) Та согтууруулах бодисгүй уух юм, кофе (тохирох хэмжээгээр), цай ууж болно. Өдрийн туршид их хэмжээний ус уух ёстой боловч кокосын ус ууж болохгүй. Яагаад гэвэл чихрийн агууламжтай байдаг. Уух зүйлдээ эрдэс бодис нэмэх нь ашигтай байдаг (натри, кали, магни зэрэг эрдэс бодис агуулдаг учраас толгой эргэхээс сэргийлнэ).

Заримдаа би их өлсдөг байсан. Ялангуяа хоёр дахь өдөр нь. . Тэр үедээ би аяга ногооны шөл (төрөл бүрийн ногоо хэрчээд буцалгана, давс ороогүй, ногоогоо идэхгүй зөвхөн шөлийг нь) уудаг байсан. Мөн өлсөж эхэлбэл өглөө кофе, үдээс хойш ногоон цай ууна. Мацаг барьдаг өдрүүдэд тэдгээр нь ямар их цатгадаг болохыг та төсөөлөхгүй дээ. Заримдаа би эрхий хурууны хэмжээтэй жижиг уургууд бэлтгэж тавьдаг байсан. Зарим тохиолдолд сахарын түвшинг хэвийн хэмжээнд байлгахын тулд хоёр өдрийн мацаг барих үеэрээ 70-аас дээш хувийн хар шоколад иддэг байв, гэхдээ нэг чимх хэртэйг л иддэг байсан.

Долоо хоног бүрийн 24 цагийн мацаг нь хорт бодисыг тогтмол

хугацаанд гадагшлуулж байдаг учраас хуримтлагддаггүй байна. Энэ арга нь эрүүл хооллох, дасгал хөлгөөн хийж өөхөө хасах, булчингаа нэмэх, стресс бууруулах, мөн хэт их идэхээс сэргийлэх зэрэгт төвлөрсөн байдаг. Хэдийгээр үүнийг 24 цагийн мацаг гэж нэрлэдэг боловч та өдөрт дор хаяж нэг удаа хооллох юм. Хэрэв та эм эсвэл нэмэлт тэжээл уудаг бол энэ хоолны дэглэмийн хамт ууж болно.

Кетотарианчууд (кето болон цагаан хоол хосолсон дэглэм баригчид)-д ч мөн кетозруу хурдан шилжих болон эрүүл мэндэд ач тустай байдлаас нь үүдэн 24 цагийн мацаг барихыг зөвлөдөг. Энэ нь кето хоолны дэглэм барьдаг хүмүүст кетозд хурдан орж, бие махбод, оюун санаа болон сэтгэл санааны ашиг тусыг эдлэхэд нь тусалдаг.

(Маннинг, 2019)

Цаг	Даваа	Мягмар	Лхагва	Пүрэв	Баасан	Бямба	Ням
00:00							
4:00							
8:00							
12:00							
16:00							
20:00							

Идэх
Мацаг барих
Унтах

48 ЦАГИЙН МАЦАГ

Энэ бол миний баримталдаг байсан арга юм. Танд зөвлөгөө өгөхөд, 24 цагийн мацаг эсвэл 48 цагийн мацгийг шууд барьж эхлэхээс зайлсхийгээрэй. Эхний долоо хоногт 8 цаг мацаг бариад, дараа долоо хоногт 16 цаг, дараа нь 24 цагийн мацаг барьснаар таны бие дасан зохицож эхэлнэ.

Эхний хоёр долоо хоног надад маш хэцүү байсан. Толгой эргэх, өлсөх, стрессдэх, бухимдах мэдрэмж төрж магадгүй. Гэхдээ таны бие дасан зохицсоны дараа та эрч хүчтэй болж, мацаг барьж байхдаа өлсөхөө болино. Судалгаанаас харахад мацаг барьдаг хүмүүс дунджаар 4.5 кг жин хасдаг нь бүтэн хоолны дэглэм барьдаг хүмүүсийг бодвол бараг хоёр дахин их үзүүлэлт юм. Мөн инсулины дөжрөл эрс сайжирдаг байна.

Түүнчлэн, судалгаагаар 48 цагийн мацгийг явган алхах гэх мэт тогтмол дасгал хөдөлгөөнтэй хамт хийх нь гиппокампын үйл ажиллагааг нэмэгдүүлж улмаар сурах болон ой тогтоолтонд сайнаар нөлөөлдөг болохыг харуулсан. Та өөрийнхөө түвшинг сорьж үзээд, мацгаа эхлүүлж, 3 сарын дараа дахин үзэхэд үр дүн нь сайжирсан байх болно. Энэ холбоосоор орж өөрийгөө сорьж үзнэ үү! cognitivefun.net/test/2

Бусад хүмүүс энэ аргыг "өргөтгөсөн мацаг барих арга" гэж нэрлэж магадгүй. Учир нь энэ бол 24 цагаас дээш хугацаанд мацаг барих арга бөгөөд 7 хоног хүртэл үргэлжилж болдог. Гэхдээ үүнийг эхлүүлэхээс өмнө та бүх үр нөлөөг нь мэддэг байх ёстой ба мацаг барих хугацааг нэмэгдүүлэхээс өмнө таны бие мацаг барихад дасан зохицсон байх хэрэгтэй.

Энэ дэглэмийг барингаа хэвлийн тойргоо хэмжиж үзэхэд маш

их үр дүнтэйгээр хасагдсан байхыг харсан. (Жин дээр зогсох шаардлага тийм ч их гараагүй). Мөн хоолонд ч гэсэн маш их мөнгө хэмнэдэг. Мацаг барьсан өдрөө гэр бүлийнхэндээ хоол хийж өгдөг байсан ч би огт өлсдөггүй байсан.

Цаг	Даваа	Мягмар	Лхагва	Пүрэв	Баасан	Бямба	Ням
00:00							
4:00							
8:00							
12:00							
16:00							
20:00							

Идэх
Мацаг барих
Унтах

5/2 АРГА

Энэ аргын дагуу бол та долоо хоногт ихэвчлэн таван өдөр хэвийн хооллож, долоо хоногийн хоёр өдөр нь өдөрт авах илчлэгийнхээ ердөө 20-25%-ийг л авах юм. Мацаг барих өдрүүдэд зөвхөн 500-625 калори илчлэг идэж болно гэсэн үг. Энэ арга бараг 24 цагийн мацаг барих дэглэмтэй адил боловч та хоолныхоо 20-25%-ийг идэх болно. Хүмүүс урт хугацааны мацаг барих нь илүү их ашиг тус, үр дүнд хүргэдэг гэж итгэдэг учраас энэ аргад тийм ч олон хүн дуртай байдаггүй.

Энэ аргыг баримтлахдаа өндөр чанартай хоолны дэглэмийг дагаж мөрдөөрэй. Та нэг удаадаа 500-625 калори илчлэгтэй хоол идэх эсвэл нэг хоолыг хоёр хоол болгон хувааж идэхийг сонгож болно. Аль нь танд илүү дээр гэж бодогдож байна тэр нь таны хувьд маш оновчтой сонголт байна. Та энэ дэглэмийг шууд эхлүүлж болно. Энэ арга нь IGF-1 (Инсулин төст өсөлтийн даавар-1)-ийг бууруулдаг тул та хавдар гэх мэт насжилттай холбоотой хэд хэдэн өвчний эрсдлийг бууруулж байна гэсэн үг юм.

Флоридагийн их сургууль, Харвардын анагаах ухааны сургуулийн судлаачид 5:2 арга нь таны стресст хариу өгөх тогтолцоог хянах, стресс ба сэтгэл түгшилт бууруулах, мэдрэлийн тогтолцооны эрүүл мэндийг сайжруулахад тусалдаг гэсэн нийтлэл гаргасан. Судлаачид мацаг барих, илчлэгийн хязгаарлалт хийх нь бодисын солилцоо, эсийн замд эерэгээр нөлөөлж, мэдрэлийн эсүүдийг генетикийн сөрөг хүчин зүйлүүд эсвэл эсийн хөгшрөлт үүсгэдэг хүрээлэн буй орчны нөлөөллөөс хамгаалдаг гэж таамаглаж байна.

Цаг	Даваа	Мягмар	Лхагва	Пүрэв	Баасан	Бямба	Ням
00:00							
4:00							
8:00							
12:00							
16:00							
20:00							

Идэх
Мацаг барих
Унтах

ӨДӨР АЛГАСАЖ, МАЦАГ БАРИХ

Энэ арга нь маш ойлгомжтой: та өдөр алгасаж мацаг барина. Та мацаг барих өдрүүдэд юу ч идэхгүй эсвэл өдөр тутмын илчлэгийнхээ 20%-иас хэтрэхгүйгээр маш бага хэмжээний хоол иднэ гэсэн үг юм. Гол зорилго нь илчлэгийг долоо хоногт 20-35 хувь бууруулахад оршино.

Энэ бол мацаг барих бага зэргийн хүнд хэлбэр ч гэсэн та шийдсэн л бол энэ дэглэмийг барих боломжтой. Гэхдээ мацаг барихгүй өдрүүддээ хэтрүүлэн идэхгүй байхыг анхаараарай. Эс тэгвээс та жингээ хасахгүй шүү.

Хэрэв энэ дэглэмийг зөв хийсэн бол таны LDL (бага нягтралтай липотротейн) холестерол болон цусны даралт өөрчлөгдөж тодорхой үр дүнд хүрсэн байна. Ихэвчлэн завсралагатай мацаг барих үед таны холестерины нийт түвшин 20 хувиар буурч болох боловч энэ аргыг баримталвал 25 хувиар бууруулах боломжтой.

Цаг	Даваа	Мягмар	Лхагва	Пүрэв	Баасан	Бямба	Ням
00:00							
4:00							
8:00							
12:00							
16:00							
20:00							

Идэх
Мацаг барих
Унтах

ДАЙЧНЫ ДЭГЛЭМ

Энэ арга нь өөх, ялангуяа дотор өөх (хэвлийн өөх)-ийг хасч маш сайн үр дүн үзүүлэх бөгөөд булчингийн массыг хадгалж чаддаг. Хэрэв та энэ дэглэмтэй цуг дасгал хөдөлгөөн хийвэл жингээ хоёр дахин хасах боломжтой. Зөвхөн дангаар нь дасгал хөдөлгөөн хийхэд л жингээ зургаа дахин хасах боломжтой.

Хэрэв та дайчны дэглэмийг баримталвал шөнийн цагаар нэг л том хоол идэх 4 цагийн цонхтой байна. Дайчны дэглэм нь 16/8 аргыг нэг алхам урагшлуулж, мацаг барих хугацааг 20 цаг болгож сунгаж байгаа юм.

Өдрийн цагаар зөвхөн бага хэмжээний түүхий жимс, ногоо, шар сүүний уураг идэж их хэмжээний шингэн уухыг зөвшөөрдөг. Энэ арга нь албан тасалгааны зөгийнүүдэд (завгүй ажилчдад) хамгийн тохиромжтой байдаг.

Мацаг барих хугацаа нь эрч хүчийг ихэсгэн, адреналиныг нэмэгдүүлж, өөх шаталтыг мөн ихэсгэдэг байна. Шөнийн цагаар хооллох үед таны бие амарсан байх бөгөөд хоол боловсруулах горимд шилжиж, тайван байдлыг бий болгодог.

Дайчны дэглэм нь ямар ч хоолыг хязгаарлахгүй боловч зарим төрлийн хоолны хослолыг хориглодог. Та самар ба жимс, үр тариа ба жимс, уураг ба үр тариа, согтууруулах ундаа ба цардуул зэрэг хослолуудыг хамт идэж болохгүй.

Түүнчлэн, та энэ аргыг баримталж байх үедээ тогтмол дасгал хийх шаардлагатай юм. Судалгаанаас харахад хэрэв та мацаг барьсан үедээ дасгал хийвэл 20 хувь илүү өөх шатаах боломжтой. Хэрэв инсулины хэмжээ бага байхад дасгал хийж бодисын солилцоогоо идэвхжүүлвэл илүү их өөх шатаах боломжтой байдаг байна.

Ори Хофмеклер “Дайчны дэглэм” номондоо байгалийн болон боловсруулаагүй хоол хүнс ба өндөр эрчимтэй үечилсэн дасгалыг онцолсон байдаг.

Цаг	Даваа	Мягмар	Лхагва	Пүрэв	Баасан	Бямба	Ням
00:00							
4:00							
8:00							
12:00							
16:00							
20:00							

Идэх
Мацаг барих
Унтах

ҮРГЭЛЖИЛСЭН МАЦАГ

Энэхүү мацаг барих хэв маяг нь дээр дурдсан хуваарийн алийг нь ч дагаж мөрдөж чадахгүй байгаа хүмүүст тохирно. Та үе үе хүссэн үедээ хоолоо алгасах эсвэл бүтэн өдөр мацаг барьсан ч болно. Энэ нь таны амьдралын хэв маяг, хуваарьт хамгийн сайн тохирсон нь байна. Гэхдээ эрүүл бус хоол хүнс идэх хүсэл төрж магадгүй болохоор энэ дэглэмийг үе үе барих/сайн дурын мацаг гэж нэрлэдэг ч гэсэн та эрүүл хооллолт баримтлах гэх мэт маш зохион байгуулалттай байх ёстойг бүү мартаарай.

Завсарлагатай мацаг нь олон янзын хүмүүст үр дүнтэй гэдгээ аль хэдийн нотолсон бөгөөд үүнийг хэрэгжүүлсний дараа та богино хугацаанд маш сайн үр дүнг харж чадна. Гэхдээ таны идэж буй хоолны чанар маш чухал гэдгийг санах хэрэгтэй. Түргэн хоол, хэт боловсруулсан хоол, чихэртэй ундаанаас татгалзахгүй бол жин хасч, булчингаа хөгжүүлж, эрүүл мэндээ сайжруулна гэж бодоод ч хэрэггүй (“Завсарлагатай Мацгийн Талаар Таны Мэдэх Ёстой Бүх Зүйл” номноос).

Та яаж мацаг барих нь чухал биш, харин яаж мацгаа тайлах нь чухал юм! Мацаг тайлах талаар би дараах бүлгүүдэд дэлгэрэнгүй ярих болно. Та уургийн коктейль, алим, нэг аяга чанасан жимс, нэг аяга агшаасан будаа (5 төрлийн будаа) эсвэл киноа, будааны шөл, түүхий ногоо мөн овьёос, ногооны шөлөөр мацгаа тайлж болно, харин давс огтхон ч идэж болохгүй! Мацаг барьсны дараа хоолоо сайн зажилж идэж байгаарай!

Түүнчлэн, мацаг тайлсаны дараа өөрийгөө хундага улаан дарсаар шагнаж болно шүү (зохих хэмжээгээр, магадгүй 1 хундага)!

5 БҮЛЭГ

ЗАВСАРЛАГАТАЙ МАЦАГ БАРИХ АРГА НЬ ХЭРХЭН НӨЛӨӨЛДӨГ ВЭ?

Мацаг барих нь ходоод болон оюун ухааныг цэвэрлэдэг; Амьдралын Талхаар биеэ тэтгэхийн тулд зай гаргах юм."

~ Аллен ван Ойршот ~

Амьдрал бол тэнцвэр. Та идэх үедээ мацаг барьдаггүй, харин юм идэхгүй үедээ мацаг барьдаг.

Бид идсэн хоол хүнсээ энерги болгон ашиглагддаг. Зарим хэсгийг нь дараа ашиглагдахын тулд нөөцөлдөг.

Мацаг барих нь биед хуримтлагдсан энергиэ ашиглах боломжийг олгодог. Ингэснээр биеийн илүүдэл өөхийг шатаах боломжтой болно. Та юм идэхгүй бол таны бие энерги авахын тулд өөрийн өөхийг иддэг буюу ашигладаг.

ХООЛ ИДЭХ

↓

Инсулиныг нэмэгдүүлэх

↓

Элгэнд нүүрс ус нөөцлөгдөх

↓

Элгэнд өөх үүснэ

Бид хоол идэх үед инсулин нэмэгдэж, энергийг хоёр аргаар хадгалдаг:

1. Нүүрс ус нь бие даасан глюкозын (сахар) нэгж болон задрах бөгөөд энэ нь урт гинжин холбоогоор гликоген үүсгэн элэг эсвэл булчинд хадгалагддаг байна.

Гэвч нүүрс ус хадгалах зай бага байдаг бөгөөд нэгэнт тэр дээд түвшиндээ хүрсэн бол элэг илүүдэл глюкозыг өөх болгон хувиргаж эхэлдэг. Энэ процессыг де-ново липогенез гэж нэрлэдэг.

Энэхүү шинээр бий болсон өөхний зарим нь элгэнд хадгалагддаг боловч ихэнх нь биеийн бусад хэсгүүд рүү зөөвөрлөгддөг байна. Энэ нь төвөгтэй процесс бөгөөд бий болох өөхний хэмжээнд хязгаар гэж бараг байхгүй.

Тэгэхээр бидний бие махбодид хоолыг энерги болгон хадгалдаг хоёр тогтолцоо байна. Нэгэнд нь амархан хүрэх боловч хадгалах зай нь хязгаарлагдмал (гликоген), нөгөөх нь хүрэхэд илүү төвөгтэй боловч бараг хязгааргүй хадгалах зайтай (биеийн өөх) байдаг.

Нөөцлөгдсөн нүүрс усаа шатаах

↑

Өөх Шатах

↑

Инсулины Хэмжээ

↑

Буурах

↑

Хоолгүй Мацаг Барих

Бид хоол идэхгүй (завсарлагатай мацаг барих) үед процесс урвуугаар явагддаг. Инсулины түвшин буурч, хоол хүнсээр дахин энерги орж ирэхгүй байгаа тул хадгалагдсан энергийг шатааж эхлэх дохиог тархинаас биед өгдөг. Цусан дахь глюкозын түвшин буурахад бие махбод нөөцлөгдсөн глюкозыг гаргаж энерги болгон шатааж эхэлнэ.

Гликоген бол хамгийн амархан хүрч болох энергийн эх үүсвэр юм. Эсүүдийг энергээр хангахын тулд гликоген нь глюкозын молекул болж задардаг. Ингэснээр бие махбодын ихэнх хэрэгцээг 24-36 цагийн турш хангах хангалттай энерги гаргаж авах боломжтой юм. Үүний дараа ихэвчлэн өөхийг энерги болгон задална.

Тиймээс, бие махбод нь зөвхөн хоёр хэлбэрт оршдог:
-хооллосон (инсулины хэмжээ өндөр) хэлбэр
-мацаг барьсан (инсулины хэмжээ багатай) хэлбэр.

Бид нэг бол хоолны энерги хадгалдаг (нөөц нэмэгдэх), эсвэл нөөц энергиэ шатаадаг (нөөц буурах). Энэ хоёр процесс л явагдана. Хэрэв идэх, мацаг барих нь тэнцвэртэй байвал жингийн өөрчлөлт гарах ёсгүй.

Хэрэв орноос боссон цагаасаа юм идэж эхлээд унтах хүртлээ идэхээ зогсоохгүй бол бид бараг бүх цагаа идэх үе болгон өнгөрөөдөг. Цаг хугацаа өнгөрөхөд тусам бид жингээ нэмсэн байх магадлалтай, учир нь бид биедээ нөөцлөгдсөн энергийг шатаах ямар ч хугацаа олгохгүй байна шүү дээ..

Унтах үеийн мацаг нь үнэ цэнэтэй байдаг, яагаад гэвэл цусны урсгал дахь нүүрс ус таны бие махбодид илүү сайн унтаж амрахад шаардлагатай дааврыг бий болгодог. Зөв унтаж амарснаар булчин нөхөн сэргэх, тархи-химийн тэнцвэржилт явагдах, өдрийн турш энерги нэмэгдэх ач тустай байдаг (Харпер, 2012).

Бие махбодын тэнцвэрийг сэргээх эсвэл жингээ хасахын тулд бид, хоолны энергийг шатаахад зарцуулах цаг хугацаагаа нэмэгдүүлэх шаардлагатай байх нь…

Үүнийг л завсарлагатай мацаг гээд байгаа юм. Үндсэндээ мацаг барих нь бие махбодид нөөцлөгдсөн энергиэ ашиглах боломжийг олгодог гэвэл та одоо илүү сайн ойлгоно гэж бодож байна.

Эцсийн эцэст, энэ нь түүнд л зориулагдсан зүйл юм. Хамгийн гол нь үүнд ямар нэгэн буруу зүйл байхгүй гэдгийг ойлгох хэрэгтэй. Бидний бие ийм зорилготойгоор бүтээгдсэн байдаг. Үүнийг нохой, муур, арслан, баавгай ч хийдэг. Мөн хүмүүс ч хийдэг.

Хэрэв та хүмүүсийн ихэвчлэн зөвлөдөг шиг 2 цаг тутамд идэж байгаа бол таны бие орж ирж буй хоолны энергийг тасралтгүй ашиглах болно. Бие өөхтэй ч гэсэн бараг шатаах боломж гарахгүй байж болно. Та зүгээр л өөх нөөцөлж байж магадгүй юм шүү.

Таны бие энэ нөөцийг идэх зүйлгүй болох үедээ ашиглахаар хадгалж байж магадгүй юм. Хэрэв ингэвэл таны тэнцвэр алдагдана. Та мацаг барих шаардлагатай болно (Fung D.J., 2019).

1918 онд Др.Питерс өвчтөнүүддээ нэгээс хоёр хоногийн өмнө бүх хоол хүнснээс татгалзаж, дараа нь өдөрт 1200 калори илчлэг авахыг зөвлөж байв. Гэхдээ тэр зөвлөгөө хурдан мартагдсан (Fung D.J., 2016).

Харамсалтай нь хэрэв та өвчтэй бол, эмч танд хоолны дэглэмийн зөвлөгөө өгөхөөс илүүтэйгээр эм бичиж өгдөг. Мэргэшсэн эмчийн заавар, хяналтыг зөв дагаж мөрдсөнөөр ирээдүйн ямар нэгэн өвчнөөс урьдчилан сэргийлж чадна гэдгийг анхаараарай.

Судалгаанаас харахад бидний урт наслалтын 90 гаруй хувь нь генетик бус харин бидний хийсэн сонголтоос шалтгаалдаг болохыг харуулсан. Зарим хүмүүс ямар нэгэн өвчний удамшлын түүхтэй байж болох ч амьдралын хэв маягийн хүчин зүйлээр өдөөгдөхгүй бол тухайн ген нь **илрэхгүй байх** магадлалтай.

Та хоолны болон бусад хатуу дэглэмийг баримтлах үед үргэлж маргаан гарч байдаг. Хүмүүс хоолны өөх тосыг муу гэж хэлдэг. Гэхдээ үгүй юм. Хоолны өөх тос ер нь сайн, гэхдээ бас сайн нь ч байна, муу ч байна. Хүмүүс мөн бүх нүүрс усыг муу гэж хэлдэг. Үнэндээ бол тийм биш. Муу нүүрс ус, сайн нүүрс ус ч байдаг. Хүмүүс өдөрт таваас зургаан удаа хооллох хэрэгтэй гэдэг. Үгүй ээ, та өдөрт цөөн хоол идэх хэрэгтэй. Гэхдээ хоол идэх өдрүүдэд зуушны талаар бүү мартаарай.

Хүмүүс бас илчлэгээ тоол гэж хэлдэг. Үгүй ээ, эрүүл хоол хүнсийг сонгож, юу хийж идэхээ мэдэж байгаа л бол илчлэгээ тоолох шаардлагагүй. Өөртөө эсвэл хүүхдэдээ хоол хийх нь хоолыг илүү амттай болгож, амтлагчаар дүүрсэн рестораны хоолноос илүү эрүүл, итгэл, үнэмшлээр дүүрэн байдаг гэдгийг анхаараарай. Түүнчлэн, та өөрөө хоол хийхдээ хоолондоо юу хийх, ямар амтлагч хийхээ хэтрүүлэхгүйгээр хянаж болох юм.

Хоол тэжээлийн мэргэжилтнүүд илчлэгийн хэмжээг өдөрт 500

калориор хянаж жингээ хасах хүсэлтэй эсвэл 2-р хэлбэрийн чихрийн шижинтэй гэж оношлогдсон үйлчлүүлэгчдэд долоо хоногт өөх тосыг килограммаар хасахыг ихэвчлэн зөвлөдөг.

Америкийн чихрийн шижингийн холбооноос өдөрт 500-750 калори илчлэг агуулсан хоолны дэглэм барих, дасгал хөдөлгөөн хийх, амьдралын хэвшилдээ анхаарахыг зөвлөдөг. Тэд долоо хоногт 5-6 удаа хоолоо хэсэгчлэн хувааж, калорийн хэрэглээг хуваарилан, хоолны порц хянах талаар зөвлөгөө өгдөг. Ном, апп, савласан хоол гэх мэт зүйлээс калори тоолохыг та олж мэдэж болно. Энэ бүх хүчин чармайлтыг гаргасан ч гэсэн танд бага зэргийн ялгаа эсвэл бүр ялгаа харагдахгүй ч байж болно. Калорийг бууруулах нь 99.5 хувь амжилтгүй байдаг бөгөөд үнэндээ хүмүүс өмнөхөөсөө ч илүү их жин нэмсэн байжээ. Яагаад үр дүнгүй байгааг та асууж магадгүй. Учир нь бодисын солилцоо удааширсантай холбоотой.

Та өдөрт 500 калори илчлэг идэх, эсвэл хэт их дасгал хөдөлгөөн хийсний дараа өдөрт 1500 калори илчлэг идэж болно. Энэ нь богино хугацаанд үр дүнгээ өгч магадгүй, гэхдээ та хассан жингээ буцаагаад л нэмэх болно. Жингээ буцаж нэмэхгүй байдлаар жингээ хасах нь чухал юм шүү дээ.

Калорийн хязгаарлалт хийж буй үед, таны авч буй энергид тохируулан зүрх цохилох, амьсгалах, хоргүйжүүлэлт явагдах гэх мэт суурь бодисын солилцоо буурч байж өдөрт илүү бага калори шатаана. Ингэж бодисын солилцоо буурсан тул хасагдсан жин хэвээр үлдэнэ. Авч буй калорийн хэмжээг бууруулахад бие махбод илчлэг багатай хоолонд дасан зохицохыг шаардаж аажмаар үйл ажиллагааны хямралд хүргэдэг. Таны бие шинэ илчлэгийн хэрэглээнд дасаж эхэлмэгц, эргээд жин нэмэгдэх боловч, зургаан сарын дараа ч гэсэн бодисын солилцооны түвшин сэргэдэггүй. Калорийн хязгаарлалт нь богино хугацаанд л үйлчилж, хариуд нь суурь бодисын солилцоо унахад хүргэдэг. Энэ нь маргаангүй таны бодисын солилцоог удаашралд оруулах процесс юм.

Хүмүүс хоолны дэглэм барьснаар жингээ хасч үр дүнд хүрвэл жингийнхээ 2/3-ийг жилийн дотор 2/3-ээр эргүүлж нэмэх бөгөөд таван жилийн дотор бүгдийг нь нэмдэг болохыг мэдээллэсэн байна. Тэгэхээр, хоолны дэглэм барьж, стрессдэж, шаргуу хөдөлмөрлөхийн хэрэг юу байна вэ?

Илүүдэл жинтэй хүмүүсийн ихэнх нь эрүүл байхын тулд бүх илүүдэл жинг хасах хэрэгтэй гэж боддог боловч 7-10% хассан ч гэсэн чихрийн шижин, цусны даралт ихсэх, зүрх судасны өвчин, эсвэл одоо байгаа эрүүл мэндийн ямар нэг эрсдлийг бууруулдаг болохыг судлаачид нотолж байгаа юм. Гэвч та жингийнхээ 20-30 хувийг хасч чадвал улам эрүүл чийрэг болох бөгөөд илүү бага өвдөлт мэдэрч, илүү хялбар, сонирхолтой байдлаар дасгал хөдөлгөөн хийж, өөрийн үнэлэмж, сэтгэл санаагаа дээшлүүлэх болно.

Урт хугацаанд юу үр дүнтэй байх вэ? Завсарлагатай мацаг илүү үр дүнтэй. Энэ нь суурь бодисын солилцоогоо тогвортой хадгалахад тусалдаг. Мацаг барьснаар инсулины дөжрөлөөс сэргийлж, бодисын солилцоог өндөр түвшинд байлгаж, булчингийн массыг хадгална. Үргэлжилсэн дөрвөн өдөр мацаг барихад ч гэсэн суурь бодисын солилцоо буурдаггүй, харин ч нэмэгддэг. (Фунг Д. Ж., Калорийн хязгаарлалт ба мацаг барих ялгаа - Мацаг барих 27, 2017).

ЗАВСАРЛАГАТАЙ МАЦАГ БАРИХ АЯЛАЛ

БҮЛЭГ 6

«Өвчтэй болтлоо иддэг хүн эдгэрэх хүртлээ мацаг барих ёстой.»

~ Англи зүйр цэцэн үг ~

Олон төрлийн мацаг барих аргууд байдаг.

Зөвхөн - усан мацаг барих арга: Би энэ аргыг кофе, цай, шөл гэх мэт цөөн хэдэн уух зүйлээр дагаж мөрдсөн. Хэрэв та зөвхөн усаар мацаг барихыг хүсвэл бие махбодио дасгахын тулд богино хугацаанаас эхлэх хэрэгтэй. Эс тэгвэл таны бие махбодид хэт хурдан хоргүйжүүлэлт явагдах бөгөөд энэ нь таны биед хэт хүнддэж магадгүй.

Хуурай мацаг барих арга: Энэ мацгийг барих үед та ууж, идэж болохгүй. Энэ нь хамгийн хүнд хэцүү арга байж болох ч хүмүүс энэ аргыг зөвхөн ус эсвэл бусад мацаг барих нь үр дүнгээ өгөөгүй тохиолдолд, эсвэл унжсан арьстай эсвэл шашны шүтлэгийн мацаг барих үед ашигладаг байна.

Шүүсний мацаг барих арга: Энэ нь бүдүүн гэдэс цэвэрлэхэд хоргүйжүүлэх үйлчилгээ үзүүлдэг байна. Та өдрийн турш шүүс, цай ууж болно. Үүнийг нэг өдөр эсвэл хэдэн өдөр ч үргэлжлүүлж болно.

Бор будааны мацаг барих арга: Энэ арга нь арай хөнгөн бөгөөд ихэвчлэн өвлийн улиралд тохиромжтой байдаг. Таны биед зөвхөн шүүс эсвэл зөвхөн шөлний мацаг барих арга хангалтгүй байсан үед тохиромжтой байдаг.

Энэ арга нь хавар болон зуны улиралд хэтэрхий хатуу байж болох ба будаа нь таны хоол боловсруулах тогтолцоонд шүүс эсвэл усан мацагтай ижил нөлөөг өгч чадахгүй.

Шүүс, бор будаа эсвэл хуурай мацаг барих аргууд нь ямар ч согтууруулах ундаа, кофе, тэр ч байтугай цай уухыг зөвшөөрдөггүйг анхаараарай. Та цагаан гаа, балжингарам цэцгийн цай, кафейнгүй жасмин цэцгийн цай зэрэг тайвшруулах цай ууж болох боловч ихэнх тохиолдолд хориглогддог юм.

МИНИЙ МАЦАГ БАРИХ АРГУУД

Та завсарлагатай мацаг барих талаар аль хэдийнэ ойлголттой болсон тул амжилтанд хүрсэн нууцынхаа талаар одоо хэлье. (Энэ нь зөвхөн миний нууц биш байж магадгүй, гэхдээ хүн бүрийн л амжилтын нууц юм.) Юу ч байсан хамаагүй та өөртөө итгэж, өөрийгөө илүү эрүүл, илүү гоёор төсөөлж чаддаг байх ёстой, үгүй бол та зорилгодоо хүрч чадахгүй.

Би долоо хоногт таван удаа тэнцвэртэйгээр өдрийн гурван удаа хооллож, үлдсэн хоёр өдөрт нь 48 цагийн мацаг барьдаг байсан. Энгийн өдрүүдэд би ихэвчлэн нэг хоолонд 500-600 калори илчлэгтэй хоол иддэг, заримдаа бүр түүнээс багыг ч иддэг. (Би уургийн коктейль уудаг байсан, эсвэл хоргүйжүүлэх зорилгоор та шүүс уусан ч болно).

Эхний хоолондоо би уургийн коктейльдоо жимс, эсвэл заримдаа самрын тостой хольж уудаг байсан. Уургиийн коктейль нь жин хасахад нөлөөлдөг цадах мэдрэмжийг ихэсдэг бөгөөд ингэснээр жин нэмэхэд хүргэдэг инсулиныг дарангуйлдаг юм. Уургийн коктейлийн арын орцыг сайн харж болгоомжтой сонгох хэрэгтэй.

Хооллох өдрүүдэд би уургийн коктейлио ажил дээрээ авчирч, үдийн хоолны нэг цагийн завсарлагаанаараа алхаж эсвэл гүйж, уургийн коктейлио уудаг байв. Эсвэл зарим өдрүүдэд би дор хаяж нэг удаа дасгал хөдөлгөөн хийсний дараа коктейлио уудаг байв.

Би гэртээ кофегоо найруулаад, ажилруугаа авч явдаг байсан. Та кофендоо шанцай (cinnamon) хийж болно, гэхдээ крем, элсэн чихэр болон бусад амт оруулагч нэмэхгүй байх хэрэгтэй. Энэ нь эрүүл мэндэд ач тустай чанарыг өөрчилдөг. Дараа нь би ажил дээрээ давслаагүй самар, жимс, лууван, цоохор майлз (celery), алим зэргийг багтаасан тэнцвэртэй зууш авчирч иддэг байв.

Үдийн хоолны үеэр би сэгсрэгч /mixer/-ээ авч ирж, уургийн коктейль уудаг байсан. Бүгд үдийн хоолондоо орж байх үеэр надад бас алхаж, сэргэх нэмэлт цаг гардаг. Дараа нь би дахиад авокадо, хуммустай (hummus) лууван, хуммустай цоохор майлз зэрэг тэнцвэртэй хөнгөн зуушаа иднэ.

Оройн хоолондоо би бууцайны салат болон бор будаатай тахианы цээж мах гэх мэт 500-600 калорийн хооронд тэнцвэртэй хоол иддэг.

Их хэмжээний ус уухаа битгий мартаарай. Өдөрт дор хаяж хоёр литр ус уухыг зөвлөж байна. Дараагийн бүлэгт би та бүхэнд илүү боловсронгуй хоолны дэглэмийн төлөвлөгөө болон жорыг танилцуулах болно.

Завсарлагатай мацаг барих нь дан булчингийн масс хөгжүүлэхэд тусалдаг. Завсарлагатай мацаг барих нь эрчүүдэд маш сайн үр дүн өгдөг ч гэсэн сая сая эмэгтэйчүүд мацаг барингаа хамт фитнесс зааланд дасгал хөдөлгөөн хийснээр үр шимийг нь хүртсэн байна. Би ч бас нэлээд булчингийн масстай болж, 40 паунд (18 кг) жин хассан.

Би одоо хоёр дахь хүүхдээ тээж байгаа. 70 паунд (30 кг) жин нэмж байсан анхны жирэмслэлтээс ялгаатай нь, энэ удаа хэт их жин нэмээгүй. Долоо хоногт гурваас таван удаа дасгал хийсний үр дүнд булчингууд маань хадгалагдсан байлаа. Булчингаа хөгжүүлэх нь өөхийг хурдан багасгаж, буцаж жин нэмэхгүй хамгаалах хамгийн том нөлөөтэй!!!

Давид Зинценкогийн бичсэн “8 цагийн хоолны дэглэм” хэмээх номыг уншсан. Гайхамшигтай, мэдээлэл сайтай бөгөөд маш дэлгэрэнгүй, нарийн хоолны дэглэмүүд болон найман минутын дасгал хийх төлөвлөгөөг оруулж, сайн бичсэн ном байсан. Та ядаж найман минутын дасгал хийж, түүний дасгал хийх зөвлөмжийг авч болно. Гэхдээ өдөрт дор хаяж 20 минут дасгал хийх нь хамгийн тохиромжтой гэдгийг би олж мэдсэн.

Удаан хугацаагаар мацаг барихыг би зөвлөдөггүй. Учир нь давтамжийн хувьд тогтворгүй байдаг тул та үүнийг дасгал хөдөлгөөнтэй хослуулахгүй л бол булчин болон өөхөө алдах магадлалтай. Шүүс, смүүти, эсвэл шөлөөр бие махбодио хоргүйжүүлэх үед л удаан хугацаагаар мацаг бариарай. Зарим хүмүүс ходоод, элгээ цэвэрлэхийн тулд удаан хугацаагаар мацаг барьж болно, гэхдээ энэ нь долоо хоног бүр, эсвэл сар болгон хийх зүйл биш юм. Жилд нэг удаа эсвэл хоёр жилд нэг удаа хийх нь зүгээр байдаг.

Дасгал хийж, мацаг барьж байхдаа өөртөө гарч байгаа өөрчлөлтийг анзаарахад ихэвчлэн дөрвөн долоо хоног, найз нөхөддөө анзаарагдахад найман долоо хоног, дэлхийн бусад хүмүүст 12 долоо хоног шаардагддаг тул шантарч, бууж өгч болохгүй шүү. Хэрэв би үүнийг хийж чадсан бол та ч бас хийж чадна!

Хоолны дэглэм барьж эхлэхэд хамгийн чухал зүйл бол эргэлзэхгүй байх явдал юм. Хоолны дэглэм үр дүнтэй байх болно гэдэгт та бүрэн итгэж, үүнийг дагаж мөрдөх ёстой. Аливаа хоолны дэглэмийн хамгийн чухал томъёолол бол таны сэтгэлийн хат юм! Та үүнийг хийж чадна! Жилийн дараа өөрийгөө ямар болсон байхыг мэдэрч, төсөөлөөрэй – танд үнэхээр гоё таардаг бүх даашинзууд эсвэл хэвлийн илүүдэл өөхгүй сайхан харагдахыг хүсдэг цамцнуудаа өмссөн байдлаар төсөөлөөрэй.

Хэрэв жингээ хасах нь таны зорилго бол зөвхөн жинд найдах хэрэггүй. Таны жин хэлбэлзэж магадгүй. Хэрэв та хүндийн өргөлтийн дасгал хийж байгаа бол таны булчингийн масс нэмэгдэж байгаа болов уу. Та өөрийн жин хэмжигчийн заах тоог чухалчилж болох боловч жин хасахаас өмнөх болон дараахь зургаа авахаа битгий мартаарай. Зураг үнэхээр урам зориг өгч чаддаг юм шүү.

Би жингээ хасах онлайн тэмцээнд ахиц гаргасан хэмжилтээ явуулж гэрчилгээ хүртэл авч байсан. Энэ үнэхээр надад урам зориг өгсөн. Би долоо хоног бүр өөрийгөө хэмжиж үздэг байсан; үр дүнг нь би тэндээс л харсан. Хүзүү, хөх, цээж, бэлхүүс, ташаа, гуя, өвдөг, шилбэ, гарын бугалга болон бугуйгаа хэмжихээ мартуузай. Сунадаг метр авахгүй байхыг зөвлөж байна. Харин туузан метрээр биеийнхээ эргэн тойронд болон шалтай параллель түвшинд байлгах маягаар хэмжинэ. Бүх хэмжилтээ хоёр долоо хоног болгон тэмдэглээрэй.

Би долоо хоногт гурваас таван удаа дасгал хийдэг байсан. Бүтэн мацаг барьсан өдрүүддээ би цэцэрлэгт хүрээлэнгээр 30 минут алхах эсвэл хамгийн ойрхон сургуулийн талбай дээр гүйдэг байсан. 24 цагийн турш мацаг барьж байхдаа эсвэл хоолоо идэж амжаагүй байхдаа дасгал хийж болохгүй. Эс тэгвээс толгой эргэх мэдрэмж төрж болно. Хэрэв та дасгал хийхээр шийдсэн бол эрдэс бодисоо заавал авсны дараа хийгээрэй.

Та дасгалаас дор хаяж нэг цагийн өмнө, дасгал хийснийхээ дараа 30 минутын дотор, уургаар баялаг хоол идэх эсвэл уургийн коктейль ууж байх ёстой.

Мацаг барьж эхлэхэд ихэвчлэн толгой эргэх мэдрэмж төрдөг байв. Энэ үедээ зүгээр л тайвширч эсвэл чанартай сайн унтаж амрах хэрэгтэй! Би мацаг барих өдрүүддээ их унтдаг байсан!

ШИМ ТЭЖЭЭЛ

БҮЛЭГ 7

«Хоол идэх нь зайлшгүй хэрэгцээ, харин ухаалгаар идэх нь урлаг юм."

~ Ла Рошефукалд ~

Сиракузын их сургуулийн судлаачид, дасгалын өмнө болон дараа уураг хэрэглэх нь бие махбодид өөх хадгалдаг стрессийн даавар болох кортизолын нөлөөг сулруулдаг болохыг тогтоожээ. Үүний үр дүнд та илүү их калорийг зөвхөн дасгалын үеэр төдийгүй дараа нь ч гэсэн 24 цагийн турш шатаасаар байдаг. Та дасгалын өмнө болон дараа уураг хэрэглэснээр булчингийн задралыг дарангуйлж, үрэвслийг бууруулах болно. Хамгийн сайн аргын нэг бол дасгалын дараа шүршүүрээс гараад шууд уургийн коктейлийг уух явдал юм.

Түүнчлэн, мацаг барьж байхдаа ногоо болон жимс сайн идэхээ битгий мартаарай. Хэрэв та уургийн коктейль уудаг бол коктейльдоо ногоо нэмж болно. Хэрэв та смүүтид дуртай бол ногоо хийхээ бас битгий мартаарай. Ногоон өнгийн хүнсний ногоо нь хэвлийн бүх адтай өөхийг шатааж, эслэгээ хадгалахад тусална!

Миний нэг нууц бол би хоол болгондоо салат эсвэл ямар нэг төрлийн ногоон өнгийн ногоог хэрэглэдэг байсан.

Британийн шим тэжээлийн сэтгүүлд нийтэлсэн судалгаагаар, хоолны дэглэм барьж буй хүмүүсийн дотор хамгийн их фолат (холимог ногоон, бууцай, брокколи, брюссель нахиа, сэвэг зарам, шош, эслэг, вандуй гэх мэт) хэрэглэдэг хүмүүс нь бага хэрэглэдэг хүмүүсээс 8.5 дахин их жин хасдаг болохыг тогтоожээ. Тийм шүү, энэ үнэн!

Цаашлаад, ажлын өдрүүдэд мацаг барих нь надад илүүтэй тохиромжтой санагддаг. Би Даваа эсвэл Мягмар гарагуудад мацаг барьдаг байв. Амралтын өдрүүдээ гэр бүлийнхэнтэйгээ хамт сайхан өнгөрөөж, гэрийн хоол идэх, гадуур хооллож явах нь надад маш их таалагддаг.

Өөрийгөө шагнах өдрүүдийг дэмждэггүй, гэхдээ заримдаа тохиолдох нь бий. Та шарсан төмс эсвэл зүсэм пицца идсэний дараагаар гүзээлзгэнэ эсвэл киви идвэл хоолоо шингээхэд туслах болно. Дорнын соёл иргэншлийн хэрэглэдэг өөр нэг арга бол хоолны дараа шингээх эсвэл урт удаан наслахын тулд ногоон цай уух юм.

Жингээ хасахад, эсвэл ямар нэгэн хоолны дэглэм барихад тань туслах дараахь зөвлөгөөг оруулллаа. Загасны тос болон Д амин дэмийг уухаа битгий мартаарай! Загасны тосны хувьд EPA ба DHA (Омега-3-ын өөхний хүчил)-ийн антиоксидант болон цочмог дасгал хөдөлгөөнтэй холбоотой үрэвслийн эсрэг шинж чанар нь онцгой ач холбогдолтой юм. Өндөр эрчимтэй дасгал, туухай өргөх дасгал нь үрэвсэл, исэлдэлтийг нэмэгдүүлдэг тул энэ хариу урвалыг багасгаснаар дасгалын сэргэлтийг сайжруулахад нөлөөлнө. Шинээр гарч ирж байгаа ч гэсэн одоохондоо судалгаагаар EPA ба DHA-ийг нэмэлт тэжээлийн талаас харах өнцгийг нарийвчлан судалж амжаагүй байна.

Булчингаа хөгжүүлэхийг хүсч буй хүмүүст илүү сонирхуулах

үүднээс, булчингийн уургийн нийлэгжилтийг дэмжиж, булчингийн уургийн задралыг хязгаарлахын тулд EPA ба DHA-ийн нэмэлт тэжээлийг санал болгодог байна. Энэ нь булчингийн задрал багасч, булчин нэмэгдэхийг илтгэж байгаа юм (Norton, 2018).

Хэрэв та загасны тос уухыг хүсэхгүй байгаа бол өдөр бүр 250 мг бохирдуулагчгүй урт-гинжин бүтэцтэй омега-3-ыг ууж байгаарай. Нэг хоолны халбага нунтаг маалингын үрийн нэмэлт тэжээлийг өдөр тутамдаа авч байх хэрэгтэй.

Д амин дэм нь булчингийн эдийг хадгалахад чухал үүрэгтэй. Та үүнийг нэмэлтээр нэмэлт тэжээл, эсвэл салмон загас, туна загас, баяжуулсан сүү, өглөөний хоол, өндөг зэргээр дамжуулан авч болно. Д амин дэм нь ясаа бэхжүүлийг хүссэн хүмүүст сайн бөгөөд таныг ясны сийрэгжилтээс хамгаалахад тусална. Түүнчлэн, Д амин дэмийг наранд гарахдаа авч болно.

Миний ажигласан нэг зүйл бол завсарлагатай мацаг барих нь дархлааг сайжруулахад тусалдаг. Би, жилд дор хаяж 5-6 удаа ханиад хүрдэг байсан. Хүү минь ханиад хүрэх бүрт би дагаад ханиад хүрчихнэ. Харин завсарлагатай мацаг барьж эхэлснээс хойш ганц ч удаа ханиад хүрээгүй! Ямар гайхалтай гээч? Би томуугийн вакцинаа хийлгээчгүй юмсан.

Та A, B6, B12 ба C, E, K амин дэмүүд, Кальци, Магни, калийн фолат, эрдэстэй цайр зэрэг микроэлементүүдийг дэглэмдээ нэмж болно. Мацаг бариагүй өдрүүдэд амин дэмүүдийн задралд тусалдаг учраас хоолондоо тэдгээрийг сайн нэмж өгөхийг зөвлөж байна. Хангалттай сайн хооллоогүй бол нэмэлтээр авч байгаа аминдэм нь элэг болон бөөрөнд ачаалал өгдөг. Мөн амин дэмүүд нь хоргүйжүүлэх үйл явцад саад учруулна. Хэрэв амин дэм, эрдэс бодисыг бага хэрэглэвэл дутагдалд орно гэдгийг санаарай. Гэхдээ амин дэмийг хэтрүүлэн хэрэглэж бас болохгүй. Жишээлбэл, С амин дэмийг хэтрүүлэн хэрэглэвэл хоол боловсруулах эрхтэн хямрах шинж тэмдэг илэрч эхлэнэ.

Таныг дасгал хийж байхад зарим хүмүүс булчингаа алдах вий гэж санаа зовдог. Булчингийн уургийн 35 хувийг бүрдүүлдэг **салаалсан гинжин** амин хүчлүүд, лейцин, изолейцин, валин зэргийг нэмэлт тэжээлээр авах талаар бодож үзэх хэрэгтэй. Дасгалын өмнө 5-10 грамм BCAA-г нэмэлт тэжээл болгон уувал булчингийн задралаас сэргийлж чадна (Boyers, 2018).

Эмэгтэйчүүд жингээ хасахын тулд өөх тосноос зайлсхийх хандлагатай байдаг. Гэхдээ үүнийг баримтлах хэрэггүй. Яг үнэндээ сайн өөх тос нь танд илүү ач тустай бөгөөд илүү их жин хасах боломжтой байдаг. Гэхдээ та хортой муу өөх тосноос мэдээж зайлсхийх хэрэгтэй.

- «Сайн» буюу ханаагүй өөх тос - моно болон поли ханаагүй өөх тос - цусан дахь холестерины түвшинг бууруулж, зүрх судасны өвчлөлийн эрсдлийг бууруулж, мөн инсулинд мэдрэг байдлыг нэмэгдүүлдэг. Сайн өөх тос ихтэй хоол хүнсэнд ургамлын тоснууд (олив, канола, наранцэцэг, шар буурцаг), самар, авокадо, үр, ургамал, загас орно.

Хоёр төрлийн ханаагүй өөх тос байдаг: моно ба поли ханаагүй өөх тос. Поли ханаагүй өөх тос нь омега-3 өөх тосны хүчил бөгөөд бидний артери, мэдрэлийн тогтолцоо, тархины эсийн ханаы эрүүл мэдийг дэмжих зэрэг эрүүл мэндэд ач тустай байдаг юм.

- "Муу" өөх тос - транс-өөх тос - бага хэмжээгээр идсэн ч өвчний эрсдэлийг нэмэгдүүлдэг. Транс өөх тос агуулсан хоол хүнс нь голчлон эрдэнэ шиш, шар буурцаг, гүргэм цэцэг зэрэг хагас устөрөгчжүүлсэн өөх тос, ихэнх ургамлын тосоор хийсэн боловсруулсан хүнсний бүтээгдэхүүнд агуулагддаг. Аз болоход эдгээр олон төрлийн хоол хүнснээс транс өөх тос хасагдсан байдаг. Энэ төрлийн өөх тос нь өглөөний хоол, жигнэсэн хоол хүнс, түргэн хоол, зайрмаг, бичил долгионы зууханд болгосон попкорн, маргарин, бин ба бялууны холимог, хөлдөөсөн хоолонд агуулагддаг.

АНУ-ын Хүнс ба эмийн удирдах газар зэрэг шим тэжээлийн байгууллагууд транс өөх тосыг муу өөх тос гэж үздэг тул транс өөх тосны хэрэглээг хамгийн бага хэмжээнд байлгахыг зөвлөдөг. Устөрөгчжүүлсэн өөх тос агуулсан ямар нэгэн зүйл авахаасаа өмнө шошгыг сайн шалгаж авч байгаарай. Хэдийгээр транс өөх тосны хэмжээ 0 гэсэн ч шошгон дээрээ 0.5 транс өөхтэй гэсэн байж магадгүй тул найрлагыг нь сайн хараарай.

- **Ханасан өөх тос** нь Транс өөх тос шиг хор хөнөөлгүй боловч ханаагүй өөх тостой харьцуулбал эрүүл мэндэд сөргөөр нөлөөлдөг тул зохих хэмжээгээр бага хэрэглэх нь зүгээр. Их хэмжээний ханасан өөх тос агуулсан хоолонд улаан мах, масло, өөх, бяслаг, зайрмаг орно. Кокосын тос, дал модны тос зэрэг ургамлын гаралтай зарим өөх тос нь ханасан өөх тосоор баялаг байдаг. Ханасан өөх тос ихтэй хоол хүнс идэх нь зүрх судасны өвчний түвшинг нэмэгдүүлдэг гэсэн итгэл үнэмшил бол худлаа юм. Улаан мах, масло гэх мэт хоол хүнсийг багасгахдаа сайжруулсан нүүрс усны оронд загас, шош, самар зэрэг эрүүл тосоор орлуулаарай.
- **Уураг** нь хүний биеийн өсөлт, нөхөн сэргээлт болон эд, эсийг бий болгоход аяндаа оролцдог нэгдэл юм.
- **Нүүрс ус** нь нүүрстөрөгч, хүчилтөрөгч, устөрөгчөөс бүрдсэн молекулууд бөгөөд энергийн эх үүсвэр болдог.

- **Энгийн нүүрс ус** нь ихэвчлэн чихэрлэг амттай байдаг бөгөөд бие махбодид глюкоз болон хурдан задарч чаддаг нүүрс усны хэлбэр юм. Үүнд жимсэнд агуулагдах фруктоз, сүүн төрлийн бүтээгдэхүүнд агуулагдах лактоз, чихэрлэг амтыг бий болгоход нэмдэг сахароз орно.
- **Нийлмэл нүүрс ус** нь хоорондоо холбогдсон энгийн нүүрс усны гинжин хэлхээнээс бүтсэн байдаг. Энэ бүтэц нь глюкоз болж задрахад илүү их хугацаа шаардагддаг. Үүнд бүхэл үр, шош, хүнсний ногооны сахар орно.

ЭРҮҮЛ ХООЛЛОЛТЫН ТАВАГ

Идэвхитэй байгаарай!

Уураг, бүхэл үр, хүнсний ногооноос бүрдсэн Эрүүл хооллолтын тавган дээрх жишээг ашиглаарай. Зарим нь тавган дээрээ жимс нэмдэг, гэхдээ би хувьдаа хоолондоо чихэрлэг зүйл хамт идэж чаддаггүй учраас жимсийг зөвхөн өглөөний цайндаа эсвэл хөнгөн зуушаар иддэг (Хоол тэжээлийн эх үүсвэр: Өөх тос ба Холестерол).

- **Жимс ба хүнсний ногоо (тавагны 50%).** Жимсийг хүнсний ногоогоор орлуулж болно, эсвэл ногоо болон жимсийг хамт хэрэглэж болно. Энэ нь таны тавагны 50 хувийг эзлэх ёстой.

Өнгө өнгийн болон олон янз байлгахыг зорь. Бараан навчит ногоонууд ба биетэй олон төрлийн өнгөт ногоо, жимс надад маш их таалагддаг. Та жигнэсэн болон чанасан төмс нэмж болно, гэхдээ шарсан төмс нь эрүүл хооллолтын тавагтай хүнсний ногооны тоонд ордоггүй, учир нь энэ нь цусан дахь сахарт сөрөг нөлөө үзүүлдэг.

- **Бүхэл үрийг туршиж үзээрэй (тавагны 25%).** Бүхэл үрэнд улаан буудайн жимс, бор будаа, киноа, овъёос, бүхэл үрийн улаан буудай ба түүгээр хийсэн ямар ч хоолыг багтааж болно. Эдгээрийн цусан дахь сахар, инсулинд үзүүлэх нөлөө нь цагаан талх, цагаан будаа болон бусад боловсруулсан үр тариаг бодвол илүү бага байдаг.

Боловсруулсан үр тариатай харьцуулахад бүхэл үрийг шингээхэд илүү их цаг хугацаа шаардагддаг бөгөөд таныг илүү удаан цатгалан байлгадаг. 100% бүхэл үрийн буудай худалдаж авч байгаа эсэхээ шалгаарай.

- **Уураг (тавагны 25%).** Загас, тахиа, шош, цацагт хяруул, самар бол эрүүл уургийн сонголт юм. Улаан махны хэрэглээ ба зайдас, хиам, утсан гахайн мах зэрэг боловсруулсан махны хэрэглээг хязгаарлаарай.
- **Тос (бага хэмжээгээр).** Та кокос, олив, авокадо, хушга, олсны ургамал, шар тос, гүнжидийн тос зэрэг ургамлын тосыг сонгож болох боловч муу транс өөх тос агуулсан устөрөгчжүүлсэн тосноос зайлсхийх хэрэгтэй. Өөх тос хэрэглэхгүй байх эсвэл бага өөх тос хэрэглэх нь эрүүл гэсэн үг биш гэдгийг битгий мартаарай.

ШИМ ТЭЖЭЭЛИЙН ТАЛААР

Үүнийг та аль хэдийн мэдэж байж болох ч бид нүүрс ус, уураг, өөх тосноос бүрдэх макро шим тэжээлийг идэх ёстой. Гэхдээ сахар гэх мэт нүүрс ус нь навчин байцаатай адил биш юм. Цагаан талх нь овъёосныхтой адил биш. Яргай загасны уураг нь зайдасныхтай адил биш. Экстра виржин (хамгийн дээд чанарын цэвэршүүлээгүй) оливын тос шиг өөх тос нь маргаринтай мөн адил биш юм.

Зүрх судасны өвчин, хавдар, чихрийн шижин, альцгеймер гэх мэт аймшигт өвчнүүд бүгд хайрцаг дотроос гарч ирсэн хоол хүнснээс үүсдэг. Мөн шошгыг сайн уншиж сураарай, миний өмнө бичсэн зүйлс тус болж магадгүй.

Таны ходоод өвддөг үү, эсвэл өглөө амьсгалахад амнаас эвгүй үнэр үнэртэж байна уу? Цоохор майлзын шүүс нь хоол шингээх гайхалтай шингэн болж чаддаг гэдгийг та мэдэх үү?

Авокадо нь сайн өөх тос агуулдаг бөгөөд эхийн сүүтэй зэрэгцэхүйц сайн гэдгийг та мэдэх үү? Мөн энэ нь амин дэм, кали ихтэй бөгөөд нүүрс ус багатай, моно ханаагүй өөх тос, эслэг ихтэй байдаг.

Нэрс бол антиоксидантаар баялаг супер хүнс гэдгийг та бас мэдэх үү? Брокколи бол хамгийн их уураг агуулдаг 10 хүнсний ногооны нэг юм.

Хэрэв та зөв хооллохгүй бол хичнээн кардио хийсэн ч тарган хэвээр л байх болно. Түүнчлэн, та ядарсан, галбиргүй үлдэх болно. Та дасгал хөдөлгөөнийг зөв хооллолттой хослуулснаар урт хугацаанд өөхөө хасах, булчингаа хөгжүүлэх боломжтой. Гэхдээ зөв хооллох гэдэг нь хоол хүнсээ хасна гэсэн үг биш юм. Та мацаг барингаа зөв хооллох боломжтой.

Өөх тос ихтэй сүүн бүтээгдэхүүний талаархи бүх судалгааг нарийвчлан судалж үзэхэд таргалалттай ямар ч холбоогүй байсан бөгөөд бүхэл тослогтой сүү, цөцгий, бяслаг нь өөх тос багатай сүүн бүтээгдэхүүнээс илүү ач тустай байдаг. Өөх тос идэх нь таныг таргалуулдаггүй, харин ч үүнээс хамгаалж магадгүй юм.

Өөх тосыг бусад хоол хүнстэй хамт идсэнээр глюкоз болон

инсулины ихсэлтийг бууруулах хандлагатай байдаг. Хоол хүнсэн дэх өөх тос нь харин ч таргалалтаас сэргийлнэ гэж таамагладаг (Fung D.J., 2016).

Чихрийн шижин, зүрх судасны өвчин, хавдар гэх мэт архаг өвчнөөс урьдчилан сэргийлж эрүүл хэв маягаар амьдарч, жингээ хасахын тулд үр тариа (бүхэл), шош, хүнсний ногоо, жимсэн дээр үндэслэсэн хоолны дэглэм барих шаардлагатай. Энэ бол эрүүл урт хугацааны хэрэгцээ болон жингээ хасахад зориулагдсан хамгийн хүчирхэг хоол юм. Тиймээс би бараг бүх хоолондоо ногоо эсвэл салат оруулдаг.

ҮРЭВСЛИЙГ БАГАСГАХЫН ТУЛД ИДЭХ ХЭРЭГТЭЙ

Мацаг барихаас гадна үрэвслийг багасгахад дараахь хоол хүнс тусална. Үүнд: оливын тос, алмонд ба хушга зэрэг самар, бууцай, нарийн байцаа, коллард зэрэг навчит ногоонууд, салмон ба хар амар загас гэх мэт өөх тос ихтэй загас, улаан лооль, мөн нэрс, интоор, жүрж зэрэг жимс орно.

Үрэвсэл үүсгэдэг зарим хоол хүнсэнд: цагаан талх, нарийн боов зэрэг боловсруулсан нүүрс ус; шарсан хоол, тухайлбал, шарсан төмс; газтай ундаа болон бусад чихэртэй уух зүйлс; бургер, стейк зэрэг улаан мах, хот дог, зайдас зэрэг боловсруулсан мах ба маргарин, хатуу биетэй тос ба өөх орно. (Foods that fight inflammation , 2017).

8 БҮЛЭГ

МАЦАГ БАРИХ ҮЕ ШАТУУД

«Мацгийг тохируулж сонгосон хоолны дэглэмтэй хослуулах нь гүнзгий мөртлөө энгийн, энгийн мөртлөө гүнзгий "бүгдийг эмчлэх"-д хамгийн ойрхон арга зам гэж би нухацтай хэлмээр байна!"

~ Жон Тилден, Хүний их эмч ~

Мацаг барих гурван үе шат байдаг:

- Шилжилт эхлэх үе.
- Мацаг барих үе.
- Мацаг тайлах үе.

Та мацаг барихаасаа өмнө бага зэрэг стрессдэж, дахин нэг удаа хооллохыг хүсч магадгүй. Тиймээс тэвчээртэй байж, мацаг барихаасаа өмнө өөрийгөө болон оюун ухаанаа бэлдээрэй.

Мацаг барихаас ихэвчлэн нэг өдрийн өмнө мах эсвэл хүнд хоол иддэггүй. Та түүхий ногоо, жимсээр хоолоо хязгаарлах эсвэл цагаан хоолтон шиг хооллож болно.

Хүмүүст гэдэс доторхоо хоослож цэвэрлэхдээ зургаан хоолны халбага Эпсомын давсыг нэг юмуу хоёр аяга бүлээн ус эсвэл балжингарам цэцгийн цайтай хамт уух нь тусалдаг. Харин би давстай ус уухын оронд цэвэрлэгч, антиоксидант шингэн уухыг сонгосон.

Толгой эргэх, дотор муухайрахаас сэргийлэхийн тулд эрс хөдөлгөөн хийгээд хэрэггүй. Та над шиг ажлын өдрүүдэд мацаг барихдаа бусад хүмүүс хоол идэж байхад хооронд тайван байж, алхаж, бясалгал хийж үзээрэй.

Нэг өдөр алгасан туулга уух эсвэл бүр зөөлөн туулгах цай ууж болно. Энэ нь таны хорт бодисыг гадагшлуулахад тусална.

Би 24 цагийн мацгаа нэрмэл усаар эхлүүлсэн. Энэ 24 цагийн турш та нэрмэл уснаас өөр зүйл ходоодондоо хийхгүй. Хэрэв та над шиг кофенд донтогч бол кофегоо уухаа боль гэж хэлж чадахгүй. Харин каффеиныг 200 мл-ээс хэтрүүлээд хэрэггүй шүү. Та мацаг барихдаа жимс нэмбэл энэ нь мацаг биш харин жимсний хоолны дэглэм болно гэдгийг анхаараарай. Хэрэв та мацаг барих үедээ жимс, ногооны шүүс уувал энэ нь мөн жимс, ногооны шүүсний мацаг болох бөгөөд бүрэн мацаг байхаа болино. Хэдийгээр, нэрмэл усан мацаг нь хамгийн тохиромжтой байдаг ч эхэн үед шингэн шүүсний мацаг барих нь гэдсээ цэвэрлэх бөгөөд их өөх тос, сахар, давс, уураг болон түргэн хоол зэргээс ангижрахад тусалдаг (Bragg, 2004).

Мацаг барин хоргүйжүүлж байгаа өдрүүдэд таны элгэнд бага зэрэг таагүй мэдрэмж төрж магадгүй. Тэгсэн тохиолдолд та дулаан жин тавьж, массаж хийвэл тустай байх болно.

Олон хүмүүс гэдсээ цэвэрлэхийн тулд шүүсний мацаг барих эсвэл шүүсний хоргүйжүүлэлт хийдэг. Шүүсэндээ юу хийснээс хамааран танд эсрэг үйлчилгээ үзүүлж магадгүй. Өндөр сахарын агууламжтай жимс эсвэл нүүрс ус ихтэй хүнсний ногооны шүүс нь инсулиныг ихэсгэдэг тул глюкагон (инсулины эсрэг үйлдэлтэй даавар) буурч, улмаар бидний хүсэн хүлээж буй цэвэрлэгээ болон аутофагийн процессоос эсрэгээрээ эргэж болно. Нөгөө талаас, шинэхэн, органик, чихэр багатай шүүс нь бичил шим тэжээлийн эх үүсвэр болдог (Boyers, 2018).

Мөн тайван, сэргэлэн цовоо байхад тусалж, мацаг барих үйл явцыг дэмждэг бясалгал, пилатес, йог зэрэг туслах дасгалуудыг санал болгож байна.

Эхний хэдэн өдөр мацаг барьж байхдаа сэтгэлээр унаж, шантрах мэдрэмж төрж магадгүй юм. Ийм үед тууштай байх нь чухал бөгөөд үр дүн нь харагдах болно. Урт хугацааны зорилгодоо анхаарлаа төвлөрүүл (Брантшен, 2010).

Танд олгогдсон эрхүүдэд: сайн сайхан байх, сэтгэлийн амар амгалан, унтах, өвдөхгүй байх, өвчнөөс эдгэрэх, оюун ухааны амар амгалан, өвчнөөс урьдчилан сэргийлэх эрхүүд орно. Дасан зохицож, өөрийгөө хөгжүүлээрэй. Эдгээр бүх эрхийг танаас хэн ч авах ёсгүй. Энэ бол таны амьдрал ба таны амьдралын сонголт юм шүү.

МАЦАГ БАРИХААС ӨМНӨХ ӨДӨР

Мацаг барихаас өмнө боловсруулсан сахараа хасаж, шоколад, согтууруулах ундаа, давс, шарсан хоол хүнс, савлагаатай хоол хүнс, эсвэл өөх тос ихтэй хоол хүнс, тухайлбал газтай ундаа, цагаан цэвэршүүлсэн нүүрс ус агуулсан гурилан бүтээгдэхүүн зэргийг багасгаарай. Таны тогтолцоог бөглөж, хоол боловсруулахад хүнд байж болох мах болон сүүн бүтээгдэхүүний хэрэглээгээ мөн багасгаарай. Мацаг барихаас хэд хоногийн өмнө жимс, хүнсний ногооны хэрэглээгээ нэмэх хэрэгтэй.

Мацаг барихын тулд бие махбодоо бэлтгэх нь маш чухал бөгөөд ингэснээр хордлогын ерөнхий түвшинг бууруулж, бие махбодийг маш сайн шүлтлэг орчинд шилжүүлдэг.

Хэрэв та нэгээс хоёр хоногийн турш мацаг барихдаа бэлдэж цэвэрлэх хоолны дэглэм барьвал цэвэрлэх үйл явцыг ихээхэн хөнгөвчлөх болно. Та төрөл бүрийн шинэхэн салат, шинэхэн ногоо, жимс, жимс ба ногооны шүүс, эсвэл арвай, улаан буудайн өвс гэх мэтийг агуулсан хоргүйжүүлэлтийг идэвхжүүлдэг ногоон ундаа ууж болно. Мөн органик хүнс болон шүүс нь таны биеийг хоргүйжүүлэх үйлчилгээтэй байдаг.

Шингэн сайн уугаарай. Та цэвэр уснаас гадна шинэ түүхий жимс, ногоогоор хийсэн жимс болон ногооны шүүс ууж болно. Энэ нь таны тогтолцоог чийгэлж, зөвхөн шингэн дэглэмд бэлтгэхэд тусална.

Бие махбодоо мацаг барихад бэлдэж байхдаа дасгал хийж, тунгалгийн шингэнээ тогтмол хөдөлгөөнд оруулж, судасны тогтолцоогоо хэвийн ажиллуулах хэрэгтэй.

ХОРГҮЙЖҮҮЛЭХ УНДАА

Зарим нь мацаг барьж эхлэхийн тулд Эпсом давс уухыг санал болгодог. Хоргүйжүүлэх ундааны өөр хэд хэдэн жишээг энд оруулав.

ЖИШЭЭ:

Өглөөний цай: Нимбэгний шүүстэй 1 аяга (240 мл) цай (шинэхэн шахсан байвал илүү зохимжтой). Би хар кофе уудаг байсан (сахаргүй, цөцгийгүй, өдөрт 200мл-ээс бага хэмжээтэй байсныг санаарай).

Үдийн хоол: 1 аяга ногооны шөл (ногоо болон давсгүй) эсвэл мисо шөл (уураг агуулдаг боловч давсны агууламжаас нь болгоомжлоорой) эсвэл ясны шөл. (Би зүгээр л ус уудаг байсан, өдрийн цайны оронд).

Зууш: 1 аяга нимбэгний цай (хэрчсэн нимбэг) эсвэл ногоон цай уудаг байсан.

Оройн хоол: 1 аяга ус эсвэл ногооны шүүс (шинэхэн шахсан бол илүү тохиромжтой). Зарим хүмүүс концентратны агууламжгүй зүгээр л жимсний шүүс уудаг. Зарим нь эрдэстэй ус эсвэл шинэхэн шахсан шүүсийг сонгож болно. Эрдэстэй ус, жимсний шүүс нь газ болон байгалийн чихрийн агууламжтай байдаг ба жинхэнэ жимснээс бага эслэг агуулдаг тул би хэзээ ч тэдгээрийг ууж байгаагүй! (Инсулинаа зохицуулах гэсэн бидний санаа бол гол зорилго учраас хэт их каффеин, шүүсэн дэх чихэр, эрдэстэй ундааны хий зэрэг нь энэ зорилгоос зөрж байгаа юм).

Өдөрт дор хаяж 50 унци (1,5 л) ус уухаа бүү мартаарай. Энэ бол 0 илчлэг бүхий хоолны дэглэм биш юм; Хэрэв та нимбэг, цай, электролит усандаа эсвэл бусад амтлагч нэмбэл 250 калори илчлэг болно.

Зарим нь мацаг барих өдрүүддээ зөгийн бал эсвэл 100% агч сироп нэмэхийг зөвлөдөг боловч энэ нь байгалийн гаралтай чихэр агуулдаг тул би зөвлөдөггүй. Гэхдээ өндөр настангуудын хувьд өглөөний ба оройн хоолны үеэр нэг стакан цөцгийтэй сүү (уураг ихтэй тул) уух нь тохиромжтой.

Дан усан мацаг барих нь мацаг барих илүү хүнд болдог учраас цусны урсгал руу ялгарсан хорт бодис нь илүү төвлөрч, хурдан гадагшилдаг. Хэрэв та урьд өмнө нь мацаг барьж байгаагүй бол мацаг барих ундаагаар мацгаа эхлэх нь хамгийн сайн арга болно. Энэ нь өдөр бүр ажиллаж аль эсвэл дасгал хийж байхдаа энергийн түвшингээ хадгалах боломжийг олгодог.

Шүүсний мацаг нь мэдээж дунд зэргийн хоргүйжүүлэх, эдгээх үйлчилгээтэй байна. Түүнчлэн, шүүс уух нь таны хоолны хорхойг тогтмол хүргэдэг бол зүгээр л усан дэглэм нь хоолны дуршлыг багасгана. Бид биеэ ус, шүүс эсвэл ургамлын гаралтай цайгаар цэвэрлэх нь яг л бохир парлон мушгиж байгаатай адилхан юм. Цусны эргэлтийн тогтолцоонд байгаа хорт бодис, эм нь бүрэн уусах болно. Хоргүйжүүлэлт нь бидний бөөрөнд бас сайн нөлөөтэй байдаг.

ДАН УСАН МАЦАГ БАРИХ

Хэрэв усан мацаг барихаар шийдсэн бол шүүсэн ус эсвэл савласан булгийн усыг өрөөний температурт байлгаж хэрэглээрэй. Цоргоны ус нь хлор болон фтор агуулдаг учраас ууж болохгүй. Та цэвэрлэгээ хийж байхдаа биедээ илүү их химийн бодис оруулахыг хүсэхгүй биз дээ.

Таны биеийн 70 гаруй хувийг ус бүрдүүлдэг учраас ус уух нь маш чухал ач холбогдолтой. Хэрэв та хангалттай ус уухгүй бол өтгөн хатаж, хүчиллэгшин, ядарч сульдах болно. Эрүүл мэндийнхээ төлөө өдөрт дор хаяж наймаас арван аяга ус уухыг зөвлөдөг, гэхдээ идэвхитэй өдрөө мацаг барьж байгаа бол 3-4 кварц (2-3 л) ус уух нь тохиромжтой байдаг.

ШҮҮСНИЙ МАЦАГ БАРИХ

Хэрэв та шүүсний мацаг барихаар шийдсэн бол шинэ түүхий ногооны шүүс, амин дэм, эрдэс бодис нь биеийн бүх үйл явцыг хэвийн болгоход тусална. Эдгээр шүүс нь боловсруулагдах шаарддаггүй бөгөөд цусны урсгалд амархан уусч ордог.

Шинэхэн болон органик шүүсийг сонгоорой. Зөөлөн эд агуулсан шүүс хэрэглэхгүй бөгөөд ногоо болон жимсний шүүсийг хольж болохгүй. Хэрэв та жүрж, лууван, алим эсвэл хүчтэй шүүс уухдаа талыг нь усаар шингэлээрэй, ингэснээр цусан дахь глюкозын тогтолцоо тэнцвэртэй хэвээр байж нойр булчирхайг гэмтээхгүй. Мөн та усаа уухаас гадна мацаг барих өдрүүддээ өдөрт 1.5 пинт (700 мл), 1.5 кварц (1.4 л) шүүс эсвэл шөл ууж болно.

Энэ ном нь мацаг барихаас илүүтэй жин хасах тухай өгүүлж буй учраас би, мацаг барих өдрүүдэд сахар, жимсний шүүс, зөгийн бал хэрэглэхийг зөвлөхгүй. Хэрэв энэ нь зайлшгүй шаардлагатай, бүүр ухаан алдмаар санагдаж эхлэх үед л хэрэглэж болно.

Нэгдүгээрт, миний зөвлөсний дагуу эхлээрэй. Гэхдээ бие тань цаг хугацаа өнгөрөх тусам дасан зохицож мэдрэгдэх үед, дан усан мацаг барьж үзээрэй. Аль болох хөнгөхөн эхлэхийг хичээнэ. Мөн жингээ хурдан хасахын тулд шууд 48 цагийн эсвэл өдөр алгасах мацгийг яарч эхлэх хэрэггүй. Юуны өмнө хүний бие дасан зохицсон байх шаардлагатай. Таны бие юу хийх ёстойг тань хэлж өгнө. Өөрийнхөө биеийг сонсоорой.

Мөн мацаг барих өдрүүдэд оюун ухаандаа зориулсан хоолоо мартаж болохгүй. Мацаг барих номнууд эсвэл миний санал болгох Экхарт Толлегийн "Одоо цагийн хүч, Оюун санааны гэгээрлийн хөтөч" гэх мэт ер бусын уран зохиолын ном нь цаг зарцуулах, тархиа тэжээх сайхан боломжийг олгоно.

МАЦАГ ТАЙЛАХ

Ганди: "Нэг удаа мацаг тайлах нь магадгүй мацаг барихаас ч илүү их болгоомж, илүү их тэвчээр шаарддаг байх" гэж хэлсэн байдаг. Мацаг тайлах нь мацаг барих үйл явцын хамгийн чухал хэсэг юм. Хэрэв мацгаа буруу тайлвал мацаг барьсан үр дүнг арилгах магадлалтай. Түүнчлэн, хэрэв хэт их, хэт хурдан идвэл хоол боловсруулах эрхтэнээ гэмтээж болзошгүй юм. Тиймээс би таныг хоолоо удаан идэхийг зөвлөж байна.

Мацаг барьснаас нэг өдрийн дараа та нэг шилжилтийн хоол идэж болно. Цагаан элсэн чихэр, цагаан гурил, лаазалсан зэрэг боловсруулсан хоол хүнснээс татгалзаарай. Хоол нь үрж жижиглэсэн лууван, хүрэн манжин, үрж жижиглэсэн байцаатай түүхий ногооны салат зэргийг агуулсан байх бөгөөд эдгээр нь гэдэс дотор том шүүр мэт хөдлөхөд зориулагдсан цэвэршүүлэх хор тайлах үйлчилгээтэй байна. Нимбэгний шүүс эсвэл жүржийн шахсан шүүс мэдээж зохих хэмжээгээр маш сайн хачир болж өгнө. Эсвэл хагас жүрж эсвэл эмэгтэй хүний нударганы хэмжээтэй тарвасыг эхний өдрөө хоёр цаг тутамд идэж болно.

Мацаг тайлсны дараа шинэхэн жимс, цэцэгт байцааны навч, салат навч, эсвэл улаан лооль, бууцай, цоохор майлз, утсан шош, буржгар байцаа, жимс, ногооны шөл зэрэг чанасан ногооны шүүс эсвэл ургамлын цайг уух боломжтой. Эсвэл шинэхэн чанасан органик улаан лоолийг идэж болно. (Хэрэв та цагаан элсэн чихэр нэмээгүй л бол чанасан улаан лооль нь хүчиллэг хэлбэрт орохгүй.) Мөн их хэмжээний ус үргэлжлүүлэн уугаарай.

Та хоол боловсруулах эрхтэнээ амраасны дараа хүнд хоол идэж хэт их ачаалал өгмөөр санагдаж магадгүй, гэхдээ тэгэх хэрэггүй. Мах, сүү, бяслаг, цөцгийн тос, загас, самар, үрийг шууд идэхээс зайлсхийх хэрэгтэй. Шилжилтийн хоол бол таны ердийн иддэг хоол биш юм. Хоргүйжүүлэхийн тулд хүний биед цаг хугацаа хэрэгтэй.

Уураг гэх мэт нягтрал ихтэй хоолыг бага хэмжээгээр аажим аажмаар хоолондоо оруулаарай. Шош, бор будаа гэх мэт хүнд хоолыг идэхээсээ өмнө хоёроос гурван хоолыг өнгөрөөх хэрэгтэй.

ХОРГҮЙЖҮҮЛЭХ ШҮҮСНИЙ МАЦАГ ТАЙЛАХ АРГА

Хэрэв та шүүсний мацаг барьсан бол халуун нимбэгний ус ууж, усанд орж, амьсгалын дасгал хийж болно. Тайвширч, амрахын тулд бие махбод болон амьсгалаа мэдрэх сайхан байдаг. Та энэ дасгалыг суугаа байрлалд хийж, дараа нь гүнзгий амьсгаа авангаа цээжээ тэлж, агшиж байгааг анзаарна. Хоёрдахь дасгал бол амьсгалаа аваад долоо тоолохдоо бариад, дараа нь долоо хүртэл тоолж амьсгалаа гаргана. Гурав дахь дасгал бол хэвтэж байхдаа гүнзгий амьсгал авна. Дөрөвдүгээрт хэвлийгээрээ амьсгална.

Би мөн хуурай сойзоор биеэ цэвэрлэхийг санал болгож байна. Арьсны гаднах давхарга (эпидермис) нь үхэжсэн арьсны эсүүдээр бөглөрч, хорт бодисыг арьсны нүхээр гадагшлуулах үйл явцыг удаашруулдаг. Арьсны хуурай эсүүд таны арьсны гаднах давхаргад хуримтлагдаж, цэвэрлэх шаардлагатай байдаг.

Цусны эргэлтээ сайжруулж, толигор арьстай болохын тулд өглөө сэрснийхээ дараа эсвэл шүршүүрт орохоосоо өмнө өдөр бүр хуурай сойзоор биеэ сойздоод үзээрэй. Энэ нь тунгалагийн шүүрэлт, арьс гуужуулах, нүхийг цэвэрлэх, целлюлитийг багасгах, энергийг нэмэгдүүлэх, арьсыг илүү бат бөх болгоход тустай. Мацаг барьсан өдрүүдэд би бага даардаг болсноо анзаарсан.

Байгалийн үстэй, эсвэл ургамлын эслэг бүхий сойз ашиглаж болно. Хуурай сойзоо хөлнөөсөө эхлээд дээшээ зүрхнийхээ чиглэлд ашиглаарай. Хэвлийн хэсэгт цагийн зүүний эсрэг, дугуй хэлбэрээр сойздоно. Бүх биеэ сойздоорой (гэхдээ хөхний толгойг оруулахгүй). Хэт чанга сойздож болохгүй, гэхдээ нөлөө үзүүлэхүйц даралттай сойздоно.

Таны бие эдгэрч байгаа тул усны агууламж өндөртэй жимс (органик папая, тарвас, хан боргоцой, үргүй усан үзэм, савтай органик шүүс) гэх мэтийг аажмаар, бага багаар идэж эхэл. Үдийн хоолны үеэр ногоон салат хийж идэж болно. Аругула, романа, цикори, мачэ, навчит манжин, усан кресс, багваахай цэцгийн навч гэх мэт шинэ бүтээгдэхүүнээс сонголт хийх боломжтой. Шинэхэн нимбэгний шүүс нь маш сайн амтлагч болж өгнө. Эсвэл луувангийн шүүс гэх мэт тохиромж сайтай ногооны шүүсийг ууж болно.

Оройн хоолны үеэр ногоон хулуу, ногоон шош, брокколи, байцаа, цэцэгт байцаа, лууван, амтат төмс гэх мэт жигнэсэн органик ногоогоор хооллож болно. Та өөрөө сонголтоо хийх боломжтой боловч хулууг хэтрүүлэх хэрэггүй шүү.

Далайн байцаа, тамари, цагаан гаа, эсвэл бүр Браггийн шингэн аминосыг хоолон дээрээ цацаж болно. Түүнчлэн, та оройн хоолныхоо өмнө ногооны шөл нэмж ууж болно. Оройн хоолныхоо дараа аяга цай, лууван / цоохор майлзын шүүс эсвэл халуун нимбэгний усыг дагуулж уугаарай.

Хоргүйжүүлэх шүүсний мацаг тайлах өдрийн маргааш нь дагах өөрийн зөвлөмжийг энд оруулалаа:

Өглөөний цайндаа 6-8 ширхэг хар чавгатай цай ууна. (Идэхээсээ өмнө ус уугаарай.).

Үдийн хоолны үеэр чанасан төмс, эсвэл амтат төмс (масло, цөцгийгүй) болон ногоон салат идэх боломжтой. Үүнийг авокадо, улаан лооль, чанаж болгосон хүрэн манжин, эсвэл брокколигоор амтлаарай. Ногооны зутан эсвэл шөл нэмж болно.

Оройн хоолны үеэр уураг нэмж болох ч бүх уураг сайн биш гэдгийг анхаараарай. Дүпү, темпе, жигнэсэн ногоотой загас, будаа эсвэл бусад үр тариа (киноа, шар будаа эсвэл бор будааны агшаамал)-тай хамт идэж үзээрэй. Эрдэнэ шиш, улаан буудай хараахан идэж болохгүй.

Хоргүйжүүлэлтийн дараа гурав дахь өдөр та тахиа, цацагт хяруул, дан үхрийн мах идэж эхэлж болно (Serure, 1997).

Ус маш их уухаа битгий мартаарай!

ХООЛЛОЛТ

9 БҮЛЭГ

«Юу иддэгээ хэлбэл, би чамайг хэн болохыг чинь хэлье."

~ Бриллат-Саварин ~

Завсарлагатай мацаг барьдаг олон хүмүүс кетогеник хоолны дэглэм, палео-маягийн хоолны дэглэм эсвэл Аткинсын хоолны дэглэмийг баримталдаг боловч амжилтанд хүрэхэд эдгээр нь заавал шаардлагагатай биш юм. Таргалалтын кодыг уншсан хүмүүс өдөрт нэг л хоол идэхийг зөвшөөрдөг OMAD (Дайчин) хоолны дэглэм барьж, өдөрт 23 цаг мацаг барьж байхыг би харсан. Хоолны дэглэмийг сонгох нь танаас шалтгаалах боловч мацаг бариагүй өдрүүдэд эрүүл хооллохыг зөвлөж байна.

Зарим хүмүүс бүх сүүн бүтээгдэхүүн, согтууруулах ундаа, бүх сахар, бүх мах болон амьтны гаралтай бүтээгдэхүүнийг хязгаарласан Даниелийн мацаг барих дэглэмийг сонгодог. Энэ хоолны дэглэмийн дагуу та идэх зүйлдээ анхаарал хандуулж, худалдан авсан хоол хүнснийхээ шошго бүрийг унших хэрэгтэй.

Палеогийн хоолны дэглэмийн дагуу зөвхөн палеолит буюу эрт дээр үед хэрэглэж байсан хоол хүнсийг л хэрэглэх ёстой байдаг. Хоолны дэглэм барьдаг хүмүүс бүх боловсруулсан хоол хүнс, сахар, сүүн бүтээгдэхүүн, үр тариа, ургамлын тос, амт оруулагч, согтууруулах ундаа зэргээс зайлсхийдэг. Харин Палеогийн хоолны дэглэм нь нүүрс ус, уураг, өөх тосыг хязгаарладаггүй. Үүний оронд боловсруулсан хоол хүнсний хэрэглээг хязгаарладаг. Барууны хоолны дэглэмийн цорын ганц онцлог шинж чанар нь макро шим тэжээлийн агууламж биш харин хүнсний боловсруулалт гэдгийг санаарай. Хоруу чанар нь хоолонд биш харин боловсруулалтанд оршдог (Fung D. J., 2016).

Кето хоолны дэглэмийг зөв дагаж мөрдвөл маш тэжээллэг, анагаах чанартай хоолны дэглэм байдаг. Энэ нь бага нүүрс ус, дунд зэргийн уураг, өөх тос их агуулсан байна. Жин хасахад зориулагдсан өөр нэгэн ижил төстэй хоолны дэглэм бол 40 гаруй жилийн өмнө Роберт Аткинсын бүтээсэн Аткинсын хоолны дэглэм юм. Кетогийн нэгэн адил Аткинсын хоолны дэглэм нь нүүрс ус багатай, өөх тос их хэрэглэдэг ч гэсэн Аткинс нь мөн уураг ихээр хэрэглэхийг дэмждэг.

Боб Харпер болон Грег Критсертэй хамт хийсэн "Туранхай байх дүрмүүд" гэсэн номон дээр хүртэл долоо хоногт нэг өдрийг махгүй болгох хэрэгтэй гэж дурдсан байдаг ба долоо хоногт нэг удаа бие махбодио цэвэрлэх хэрэгтэй гэсэн санааг дэвшүүлжээ.

Би хоолондоо үргэлж уураг, эслэг, эрүүл нүүрс ус идэхийг хичээдэг. Хоолоо уургаар эхэлвэл цусан дахь сахарын хэмжээг багасгахад тусалдаг. Цагаан талх, гоймон гэх мэт бүсэлхийг таргалуулдаг боловсруулсан нүүрс уснаас болгоомжлох хэрэгтэй. Хамгийн чухал нь гэдэсний хөдөлгөөнийг зохицуулах эслэг болон булчингаа хөгжүүлэхэд туслах уураг юм. Эрүүл нүүрс ус нь таныг энергээр хангах болно.

ХҮНСНИЙ НОГОО

Мацаг барих үеийн хоолны дэглэмээ барьж эхлэхдээ долоо хоногийн турш хөнгөн цагаан хоолоор хооллож, дараа нь уураг ихтэй хоолоор хооллох байдлаар шилжээрэй.

Хүнсний бүтээгдэхүүн худалдаж авахдаа заавал ГӨБ-бус хүнсний бүтээгдэхүүнийг худалдаж аваарай. ГӨБ гэдэг нь генийн өөрчлөлттэй бүтээгдэхүүнийг хэлнэ. Эдгээрийг генийн өөрчлөлт / инженерчлэлийн аргыг ашиглан лабораторид бий болгодог. Органик Америкийн Хүнс Хөдөө Аж Ахуйн Салбар нь ГӨБ-ийг хориглодог.

Эдгээр ургацыг АНУ-д тариалахыг зөвшөөрдөг:

- Эрдэнэ шиш
- Шар буурцаг
- Хөвөн
- Канола
- Амтат хүрэн манжин
- Царгас
- Папайя
- Шар хулуу
- Ногоон хулуу
- ‘Арктик’ алим
- ‘Төрөлхийн’ төмс

Түүхий ногооны шинэ салатууд хоолондоо хамт идээрэй (өглөөний хоолноос бусад хоолонд). Жимс, хүнсний ногоо нь бидний бие махбодид хор хөнөөл учруулж байдаг хортой чөлөөт радикалуудаас ангижрах антиоксидант бодисоор баялаг байдгийг та мэдэх байх.

Гашуун ногооноос болгоомжлоорой. Ургамал нь хөхтөн амьтдын хоол болохын тулд байгалийн пестицид гэж нэрлэдэг фитохимийн бодис ялгаруулдаг. Тиймээс гашуун ногоо, ялангуяа Брокколи, байцаа, цэцэгт байцаа гэх мэт Брассикагийн төрөл бүхий ногоонуудаас болгоомжтой байгаарай. Тэднийг хүйтэн усаар угааж, жимс угаадаг шингэн эсвэл цагаан цуутай усаар зайлж угаах хэрэгтэй. Хэзээ ч түүхийгээр нь бүү хэрэглээрэй! Пестицид, химийн бордоогүй, гэмтэлгүй бүтэн, боловсруулаагүй, органик хүнсний ногоог сонгохыг хичээгээрэй.

Түүнчлэн, амьтны гаралтай бүтээгдэхүүнийг сонгохдоо даавар, антибиотикгүй, мөн савлагаагүй өндөг, савлагаагүй шувууны мах, өвсөөр хооллосон үхрийн мах зэргийг сонгоорой.

Өөр нэг анхаарах зүйл бол жимс, хүнсний ногооны гадна байх хортой лааны тос юм. Хэрэв та гялалзсан, гөлгөр, гялгар алим эсвэл өргөст хэмхийг харвал парафины уусмалтай лааны тосоор бүрхсэн байх магадлалтайг анхаараарай. Парафин бол газрын тосны бүтээгдэхүүн юм. Үүнийг боловсруулах чадвартай эрхтэн бидний бие махбодид байхгүй. Лааны тостой жимс, хүнсний ногоо идэхээ болъё. Хэрэв та заавал идэх ёстой бол хальсалж идээрэй. Мацаг барих нь таны биеийг энэ лааны тосноос салахад тусална.

Гэсэн хэдий ч лууван, бууцай, чинжүү, байцаа зэрэг бусад ногоог түүхийгээр нь идэх нь сайн байдаг. Ингэснээр амин дэмийг устгахгүйгээр эсийн бүтцийг задалдаг байна.

Түүнчлэн, би салат эсвэл ямар ч загастай хоолонд бага зэрэг нимбэг холих эсвэл шинэхэн нимбэг, лайм зэргийг шахаж хачирлах дуртай. Энэ нь зөвхөн амт нэмээд зогсохгүй илүү их төмрийг өгдөг. Ус эсвэл цайнд нэг ч гэсэн дусал нимбэгний шүүс хийх нь бодисын солилцоог дэмждэг.

Мөн ихэнх хоолондоо гүнжидийн үр бас гүнжидийн тос бага зэргийг хийх маш их дуртай бөгөөд энэ нь гайхалтай солонгос хоол шиг амтыг мэдрүүлж, мөн уураг нэмж өгдөг.

Жимсний шахсан шүүс нь амин хүчил, нүүрс ус, амин дэм, фермент, антиоксидант, фито шим тэжээл, уусдаг эслэгийг шингээсэн байдаг тул өдөр бүр зөвхөн хүнсний ногоо, навчит ногоон ногоо, жимс жимсгэнэ идэхийн оронд зарим хооллох өдрүүдэд гар хийцийн шүүсээ нэмж өгөөрэй.

УУРАГ

Уураг ихтэй хоол хүнс нь удаан хугацааны туршид цатгалан мэдрэмж төрүүлдэг. Мөн булчин, эсийн зохицуулалт, дархлаа, энерги, дотоод шүүрлийн зохицуулгад уураг шаардагдана. DRI (хоолны лавлах хэмжээ) нь биеийн жингийн нэг кг тутамд 0.8 грамм уураг буюу нэг паунд тутамд 0.36 грамм байдаг байна. Энэ нь дундаж хөдөлгөөн багатай эрэгтэй хүний хувьд өдөрт 56 грамм буюу дундаж хөдөлгөөн багатай эмэгтэй хүний хувьд өдөрт 46 грамм байна.

Загас, тахиа, өөх тос багатай сүүн бүтээгдэхүүн, сам хорхой, дүпү, ургамал гэх мэт сайн уураг хэрэглэхээ битгий мартаарай. Уураг нь таныг галбирлаг, хүчтэй болгож, таны хоолны дур хүслийг багасгана. Та өндөгний цагаан хэрэглэж болох бөгөөд өндөгний шарыг ч мөн нэмж болно. Самар, үр, шошны төрлийн ногоо нь эслэгээс гадна уургаар баялаг байдаг.

Аливаа төрлийн загас зүрх судасны өвчнөөс урьдчилан сэргийлэхэд тусалдаг боловч мөнгөн усны агууламж өндөртэй туна зэрэг загаснаас хол байхыг хичээгээрэй.

Фитнесс заалнаас гадна ч гэсэн таныг хангалттай амарч, хооллож байх үед булчин тань өссөөр байдаг. Зарим хүмүүс тэжээллэг бус хоол хэт их эсвэл хэт бага иддэг тул мацаг барихдаа эсвэл зүгээр л дасгал хийж байхдаа жингээ хасна гэж найддаг. Жин хасах нь энэ бүгдийн цогц нэгдэл байх ёстой.

Хэрэв өдөр бүр хангалттай уураг эсвэл хангалттай илчлэгтэй хоол иддэггүй бол булчин тань өсөхгүй. Та хичнээн их бэлтгэл хийх нь хамаагүй, хэрэв хангалттай уураг идэхгүй эсвэл нүүрс ус хэтрүүлэн хэрэглэвэл таны булчин хөгжихгүй. Гэхдээ нөгөө талаас, хэрэв та хангалттай уураг иддэг ч маш их илчлэг хэрэглэдэг бол булчин нэмэгдэнэ, гэхдээ энэ нь шаардлагагүй өөх тос болон хуримтлагдана. Хэрэв та хангалттай шим тэжээл авдаггүй бол биеийнхээ бүтцийг өөрчилж магадгүй ч амин дэмийн дутагдалд орж, эрүүл мэнд, өдөр тутмын үйл ажиллагаанд тань сөрөг нөлөө үзүүлэх болно. Гэхдээ зөв хооллосноор та булчингаа хөгжүүлж, тонусоо хадгалж, илүүдэл жингээ хасах явцад илүүдэл өөх тосыг хасах болно.

ПОРЦЫН ХЭМЖЭЭ

Хоолны порцын хэмжээ амралтын өдрүүдэд ч гэсэн ижил байх ёстой. Яг л өмнөх зурган дээр үзүүлсэн шиг. Ресторан дахь хоолны порц нь нэлээд бодитой байдаг. Хоолны порцын хэмжээг хэмжих хамгийн сайн арга бол өөрийн алганы хэмжээ юм. Бараг бүх мах, үр тариа ийм хэмжээгээр сайн байдаг, гэхдээ хүнсний ногоо хоёр дахин нэмэгдэж болохыг анхаараарай. Шууд хайрцагнаас бүү ид; эс тэгвээс хэр их идэж байгаагаа хянах боломжгүй болно. Хамгийн сайн арга бол тавганд хийж идэх юм.

ЭСЛЭГ

Эслэг бол хоол боловсруулах эрхтэнүүдэд хоол хүнсийг дамжуулдаг ургамлын нэг хэсэг юм. Эслэгийг уусдаг ба уусдаггүй гэсэн хоёр хэлбэрээр ангилж болно. Эслэгийн энэ хоёр ангилал нь өтгөнийг биежүүлж, зөөлрүүлэх, хоол боловсруулах тогтолцоог зохицуулах, боловсруулсан хүнс гэдэсний хэсгээр дамжин өнгөрөх хугацааг богиносгоход тусалдаг.

Хүнснийногоо, жимс, буурцагт ургамал, самар, улаан буудайн гурил, улаан буудайн хивэг, үр тариа гэх мэт ургамлын гаралтай хүнсний бүтээгдэхүүнээс эслэгийг авч болно. Уусдаг эслэг. Пектин, бохь, салс хэлбэрээр уусдаг эслэг нь усанд гель болж хувирдаг ба хоол боловсруулах эрхтэнд шимэгдэж шингэдэггүй. Уусдаг эслэг нь холестериноос бүрддэг хоол боловсруулах цөсийг өөртөө шингээнэ. Энэ эслэг нь илүү их холестериныг хоол боловсруулах цөс болгон хувиргадаг. (LDL (Бага нягтралтай липопротейн) холестериныг бууруулдаг) Мөн уусдаг эслэг нь сахарыг удаан шингээхэд тусалдаг тул цусан дахь сахар, чихрийн шижин өвчнийг хянахад оролцдог байна.

Уусдаг эслэгийн эх үүсвэрт самар, буурцагт ургамал, арвай, маалингын үр, таван салааны үрийн хальс, овъёос, овъёосны хивэг болон брокколи, лууван, Брюссель байцаа, амтат төмс, манжин, нишингэ, бүх төрлийн хулуу, шар хулуу зэрэг хүнсний ногоонууд орно.

Уусдаггүй эслэг нь мөн шингэдэггүй ба усанд уусдаггүй. Энэ нь хоол боловсруулах тогтолцоогоор дамжин өнгөрөхдөө усыг өөртөө шингээж, боловсорсон бүтээгдэхүүнийг биежүүлэх үүрэг гүйцэтгэдэг.

Уусдаггүй эслэг нь гэдэсний хэвийн гүрвэлзэх хөдөлгөөнийг дэмжиж, өтгөн хатахаас сэргийлж, гэдэс доторх pH-ийг тэнцвэрийг хадгалдаг. Энэ нь мөн бүдүүн гэдсэн дэх хорт бодисыг цэвэрлэхэд тусалдаг.

Жимсний хальс, бүхэл үрийн овъёос, эрдэнэ шишийн хивэг, үр, самар, хар ногоон навчит хүнсний ногоо, ногоон шош болон ургамлын гаралтай хальснаас уусдаггүй эслэг олж болно (Calbom MS, 2008).

Маалингын үр нь цусны даралт ихсэлт, хөхний хорт хавдар, түрүү булчирхайн хорт хавдарт маш гайхамшигтай үр нөлөө үзүүлдэг. Маалингын үрийг овъёос, салат, шөлөн дээрээ цацаж идэж болно.

НЭМЭЛТ ШИМ ТЭЖЭЭЛ

Жимс жимсгэнэ нь хорт хавдраас урьдчилан сэргийлэх, дархлаа сайжруулах чадвартай ба элэг, тархины хамгаалагч юм. Түүнчлэн, жимс жимсгэнэ иддэг хүмүүс зүрх судасны өвчнөөр нас барах нь бага байдаг. Ногоон өнгийн хүнсний ногоо бол хамгийн эрүүл хүнсний ногоо байдаг бөгөөд жижиг жимс жимсгэнэ нь хамгийн эрүүл жимс байдаг.

Цагаан будаа, цагаан талх, гоймон, цагаан төмс зэрэг цайвар, шаргал өнгөтэй хоолыг хүмүүс ихэвчлэн иддэг боловч өнгөлөг хоол хүнс илүү эрүүл байдаг. Өнгө нь антиоксидантыг илэрхийлдэг юм. Та цагаан сонгино эсвэл улаан сонгины алийг нь сонгох вэ? Мэдээж хэрэг, улаан сонгино. Учир нь цагаанаас 76% илүү антиоксидантын агууламжтай байдаг (Greger, 2015).

Мөн уушгины өвчин, тархины өвчин, хорт хавдрын төрөл зүйлээс урьдчилан сэргийлэх, мэс заслын дараах эдгэрэлтийг түргэсгэх, остеоартрит болон бусад үрэвсэлт өвчнийг эмчлэх тул турмерик идэх нь зүйтэй.

Хэдийгээр цагаан цуу нь жин хасалтыг дэмждэг эсэх нь батлагдаагүй ч гэсэн инсулины түвшинг 34% бууруулж, нүүрсустөрөгч ихтэй хоол хүнстэй хэрэглэвэл цусан дахь сахарын хэмжээг ч мөн бууруулдаг байна. Үдийн хоолны өмнө хэрэглэх нь илүү үр дүнтэй байдаг. Жин хасахад зориулсан эслэг, цагаан цуу зэрэг хамгаалах хүчин зүйлийг их байлгахыг хичээгээрэй.

ЖИШЭЭ: ХООЛНУУД

Би өмнө нь дагаж мөрддөг, өөртөө болон гэр бүлийнхэндээ, ялангуяа оройн хоолонд хийх дуртай байсан хоолныхоо зарим жишээг энд оруулсан. Гэр бүлтэйгээ тогтмол хамт хоол иддэг хүмүүсийн эрүүл мэнд илүү сайн байдаг гэж ярьдаг. Хүүхдүүд нь илүү их ногоо, жимс жимсгэнэ идэж, хийжүүлсэн ундаа, түргэн хоол хүнс бага хэрэглэдэг байна. Эцэг эхчүүд хүүхдүүддээ үлгэр жишээ болдог (Фунг Д. Ж., 2016).

ӨДӨР ӨДӨРТ ЗОРИУЛСАН ХООЛНЫ ЦЭС

Хоолны цэс доорх байдлаар үзүүлье.

Жишээ №1

Өглөөний цай: Овъёос, тослоггүй эсвэл тослог багатай сүү

Самрын тостой овъёосон дээр сүү, жижиглэсэн алмонд эсвэл хушга, гадил, нэрс, шанцай цацаж иднэ. Сүү ба самрын тосны уураг. Овъёос нь цусан дахь сахарын хэмжээг хэвийн хэмжээнд байлгаж, овъёосонд агуулагдах эслэг нь таныг илүү удаан хугацаанд цатгалан байлгадаг. Шанцай нь үрэвслийг бууруулж, амт нэмнэ. Гадил нь эрүүл мэндэд тустай калигаар хангаж өгдөг бөгөөд нэрс нь антиоксидант ихтэй байдаг.

Зууш: Хуммустай лууван

Үдийн хоол: Тахианы цээж, хар шошны сэндвич (тахианы цээж, хар буурцагны сүмс, олив, ногоон сонгино, нахиалдаг шош, улаан лооль, цэцэгт байцааны навч, бүхэл үрийн талх)

Тахиа бол өөх тос багатай уураг юм. Хар буурцагны сүмс

нь сэтгэл санааны байдлыг өргөж өгдөг, эслэгээр хангана. Хүнсний ногоо нь хорт хавдрын эсрэг антиоксидант, ясны массыг дэмждэг К амин дэм, холестерины хэмжээг бууруулдаг селен, артерийн даралтыг бууруулдаг С амин дэм ба калиг агуулна.

Зууш: Алим

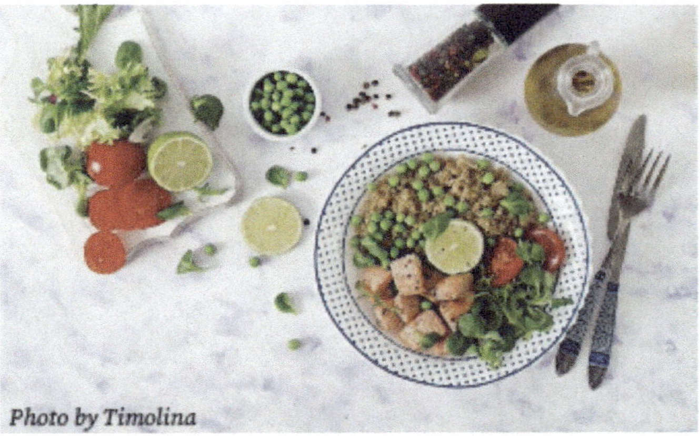

Photo by Timolina

Оройн хоол: Нүүрс ус багатай, эслэг ихтэй, уураг ихтэй оройн хоол

- Киноатай шарсан салмон загас

Бүх найрлага нь супер хүнс юм! Салмон загас нь өөх тосгүй уураг ба омега 3-тай, харин киноа нь эслэгээр баялаг супер хүнс юм. Салмон загасыг нимгэн песто сүмсний давхаргаар бүрхэнэ, яг л бялуун дээрх кремэн түрхлэг мэт.

Дараа нь бэлтгэсэн талыг зуухны дээд шарах хэсэгт байрлуулснаар песто нь хүрэн хөрсийг үүсгэдэг. Мөн илүү сайхан амттай болгохын тулд хоёр талд нь бага хэмжээний далайн давс болон хар перец цацна. Хамгийн гол нууц найрлага нь цагаан дарс ба нимбэгний шүүснээс бага зэрэг дусаах юм. Үүнийг идэхийн өмнөх өдрөө бэлтгэж, хүйтнээр идсэн ч адилхан сайхан байна, эсвэл үлдэгдлийг нь маргаашийн өдрийн хоолны үеэр хүйтнээр нь идэж болно. Киноа болон салатай сайн зохицдог.

Жишээ №2

Өглөөний цай: Самартай тослоггүй, эсвэл тослог багатай сүүтэй бүхэл үрийн өглөөний хоол

Зууш: ½ харьцаатай самрын тостой гадил жимс

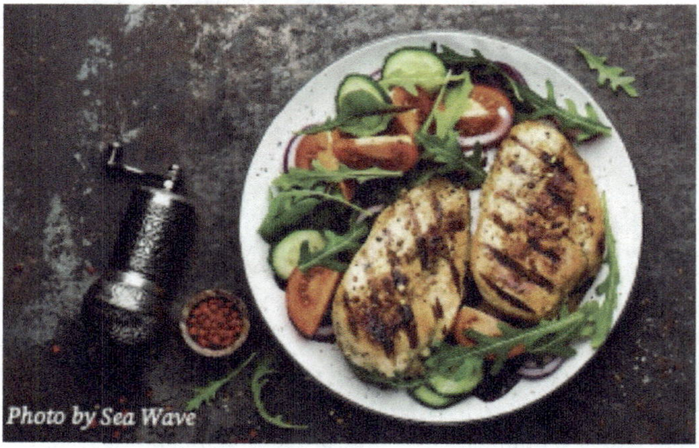

Үдийн хоол: Тахианы махан салат

Тахианы махыг салат навч, бууцай, улаан лооль, шош, бяслаг, лууван, чинжүү, гүнжидийн үр, сонгинотой холино. Би ихэвчлэн оливын тос, бага зэрэг нимбэгний шүүс, бальзамын цуу зэргээр амталдаг. Тос, цагаан цуу хэрэглэх нь зүрх судасны өвчин эмгэг бууруулдаг сайн талтай. Мөн гүнжидийн тос хэрэглэхийг хичээсэн ч гэхдээ энэ нь өвөрмөц солонгос шарсан хоолонд хамгийн тохиромжтой юм байна лээ.

Зууш: ½ алим, жимс, жимсгэнэ, бага зэргийн гэрийн бяслаг

Гэрийн бяслаг буюу ээдэм нь уургийн коктейльтэй адил ашиг тустай боловч үүнийг хутгах шаардлагагүй. Энэ бол кальци ихтэй, жингээ хасахад тустай уургийн сайн эх үүсвэр юм.

Оройн хоол: Хуурсан үхрийн мах

Ургамлын тосыг том тогоонд эсвэл хайруулын тавганд дунд зэргийн гал дээр халаана. Үхрийн махыг тогооны хажуу талруу шилжүүлээд брокколи, чинжүү, лууван, ногоон сонгино, сармисаа тогооны төвд нэмнэ. Үхрийн махаа ногоотойгоо хутгаж, шар буурцагны цуу ба гүнжидийн үрээр амтална. Илчлэг багатай, эслэг ихтэй ногоогоор хооллоход таны хосл хүнсний хэрэглээг 12% -иар бууруулж чаддаг.

Жишээ №3

Өглөөний цай: Өөх тос багатай бяслаг, бууцай, чинжүүтэй шарсан өндөг

Зууш: Киви

Үдийн хоол: Цагаан будаа болон ногоотой тахианы цээж мах

Зууш: Грек тараг

Энэхүү уураг ихтэй тараг нь жингээ хасахад тань тусална. Чихэрлэг болон тослог агуулсан грек тараг битгий аваарай. Тослоггүй грек таргийг жимс, самартай хамт идэж үзээрэй.

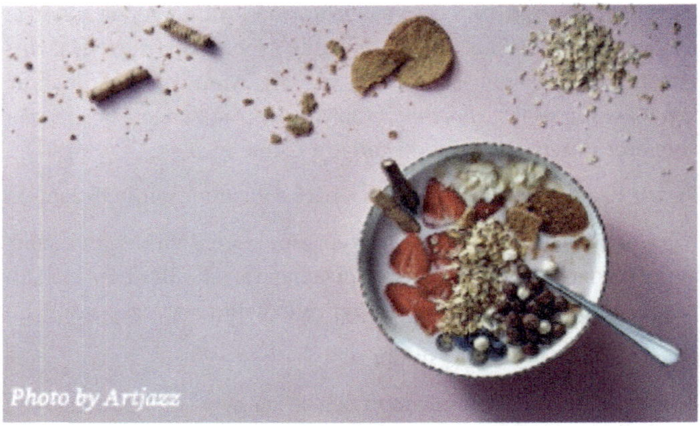

Оройн хоол: Үхрийн мах болон Лентил Буррито

Сонгино, үхрийн мах, лууван, чинжүү, улаан лоолийн нухаш, карри нунтаг, гоньд, улаан чинжүүний нунтгийг хольж тосонд шарна. Дараа нь улаан сэвэг зарам, наранд хатаасан улаан лоолийг нэмнэ. Үүнийг өөх тос багатай бяслаг болон яншуйтай тортиллагаар ороож бооно. Би ихэвчлэн өдрийн болон оройн хоолоо салаттай хамт иддэг.

Жишээ№ 4

Өглөөний цай: Аягатай Чиа өглөөний цай

Ус болон чимх давстай буцалгана. Овъёос нэмээд дараа нь тослог багатай сүү нэмнэ. Чиа үр, макадамия самар, алмонд, шанцай, цангис жимс зэргийг нэмнэ.

Зууш: Буржгар байцааны чипс

Үдийн хоол: Грек салат (салат навч, романтай салат, улаан сонгино, өргөст хэмх, улаан лооль, орегано, фета бяслаг, пепперонцини, грек чидун жимс, хар хайган загас). Дээрээс нь оливын тос, цуу, хар чинжүү нэмнэ.

Зууш: нэг аяга брокколи, нарсны самар, алимны салат

Оройн хоол: Ногоон хулууны (зуккини) лазанья

Хагас риккота бяслагтай зүссэн ногоон хулуу, зүссэн ногоо, улаан лоолийн соустай үрсэн бяслагаар хийнэ.

Жишээ №5

Өглөөний цай: Тарагтай парфайт

Би ихэвчлэн тослоггүй тараг эсвэл тослоггүй грек тарганд овъёос, нэрс, бөөрөлзгөнө, чиа үр хийж иддэг.

Зууш: 1 аяга тослоггүй грек тараг, ½ аяга жимсгэнэ, 10 ширхэг самар

Үдийн хоол: Вандуй эсвэл шошийг дуртай салат болон шөлөндөө хувааж хийнэ

Зууш: 2 өндөгний цагаан ба түүхий ногоо

Оройн хоол: Тахианы махыг улаан буудайн тортилла, авокадогаар ороонo.

Тахианы цээж махыг шарж, тортиллагийн тал бүрийг нь 1 минутын турш шаран, авокадо, ногоон сонгино, жижиг улаан лоолиор чимнэ.

Жишээ №6

Өглөөний цай: Шарсан ногоотой Фриттата

Брокколи, мөөг, чинжүү, сонгино зэргийг 5 минутын турш хайруулын тавганд болгоно. Өндөг, давс, чинжүү, сармисны нунтаг нэмж бүх ногоогоо зууханд 350 градуст хийж 15 минут болгоно.

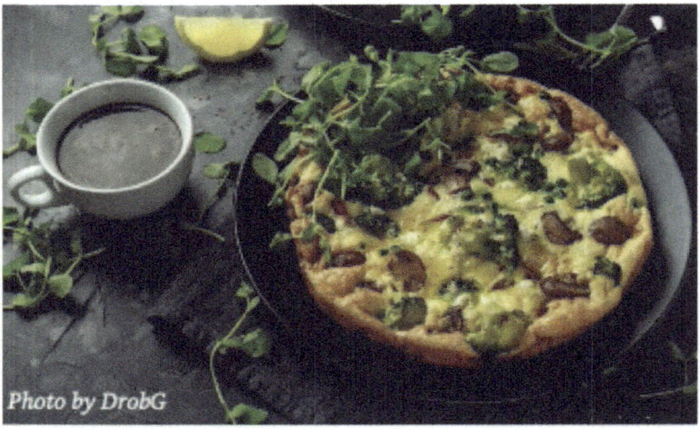

Зууш: Мөөгөн малгай

Үдийн хоол: Тахианы махан пикката

Тахианы шөл, нимбэгний шүүс, тахианы махаа шөнө амталж хоноорой. Сонгино, сармис хийж чанаад дараа нь артишокийн гол, каперс бутны жимс, чинжүү нэмнэ. Мөн песто соус нэмж болно.

Зууш: Авокадоны салат

Оройн хоол: Чинжүүтэй стейк

Махан дээрээ улаан нунтаг чинжүү цацна. Том хайруулын

тавганд масло дунд зэргийн гал дээр хайлуулна. Үхрийн махаа бор болтол шарна. Дээрээс нь шөл, сармисаа нэмнэ. Тагийг нь таглаад 30 минут буцалгана. Ногоон чинжүү, сонгиноо дээр нь нэмнэ. Тагийг нь таглаад 5 минут буцалга. Эрдэнэ шишийн цардуул, шар буурцагны цуу, усыг холино; мах руугаа хийж хутгаарай. Өтгөртөл нь чанаж болгоно. Улаан лоолийг зөөлөн нэмж халаана. Бор будаа болон салаттай хамт идээрэй.

Жишээ №7

Өглөөний цай: Улаан буудайн талхтай цацагт хяруул, тослог багатай чедар бяслаг, нахиалдаг шош, гуакамол сүмс бүхий санрайз сэндвич.

Зууш: Шинэхэн моцарелла бяслагтай хэрчсэн улаан лооль

Үдийн хоол: салат навч, эрдэнэ шиш, буурцаг, сонгинотой тахианы Чипотель салат

Зууш: Алмонд ба усан үзэм

Оройн хоол: Бор будаа ба салаттай шарсан загасны тако

Бор будаа жигнэнэ. Жижиг саванд чипотель нунтаг чинжүү, нунтаг сармис, утсан чинжүүний амтлагч, давс, чинжүү хийж загасны хоёр талд түрхэнэ. Загасны хоёр талыг шарна. Ногоо хэрчигчинд улаан сонгино, сармис, яншуй, канола тос, лаймын шүүс, давс, гоньдны холимог хийгээд түр тавьж орхино. Жижиг аяганд давс, нухсан авокадо, лаймын шүүс хийнэ. Такондоо будаа, загас, авокадоны нухаш, байцаа, жикама, улаан лооль бүгдийг нь ороож хачираа нэмнэ.

Жишээ №8

Өглөөний цай: Улаан лооль, бууцайтай омлет

Зууш: Шар сүүний уурагтай смүүти

Үдийн хоол: Тахианы салат

Би тахианы махыг бууцай, улаан лооль, өндөг, авокадо, яншуй, сонгино болон винигретийн хачиртай холих дуртай.

Зууш: чанасан өндөг

Оройн хоол: Эрдэнэ шиш, киноатай буффало тахиа

Зуухыг 375 хэм хүртэл халаана. Өндөр хэмд дунд зэргийн саванд гурилаа хийж тахианы шөлөө аажмаар нэмнэ. Киноа нэмнэ. Бэлэн болмогц киноаг лууван, буффало соус, хөх судалт бяслаг, давс, тахианы хамт тавиур дээр таглаж тавиад 30 минутын турш жигнэнэ. Хажуу тал дээр масло, хар нунтаг чинжүүгээр амталсан эрдэнэ шишийг 20 минутын турш зууханд болгоно. Дээрээс нь үрсэн бяслагаар дүүргээд дахиад 10 минут байлгана.

Жишээ№ 9

Өглөөний хоол: Өндөг, брокколи, мөөг, хэрчсэн улаан сонгино, улаан чинжүү бүхий мини квиш, мөн та амтанд нь зориулж гахайн мах нэмж болно.

Зууш: Шанцайн амтлагчтай гранола

Үдийн хоол: Цацагт хяруулын махан бөмбөлөг

Том аяганд нунтагласан цацагт хяруулын мах, талхны үйрмэг, пармесан (хэрэв хэрэглэж байгаа бол), сонгино, өндөг, сармис, яншуй, гогод, сүүг хольж хутгана. Давс болон чинжүүгээр

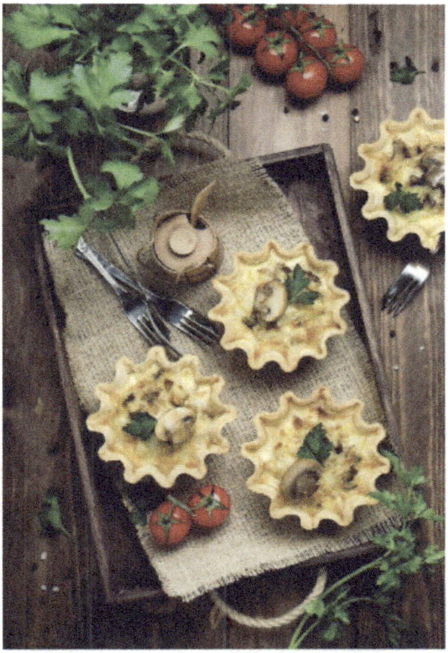

амталңа. Махны хольцыг 1½ бөмбөлөг хэлбэртэй болгоно. Дунд зэргийн гал дээр том хайруулын тавганд оливын тос хийж масло хайлуулна. Махан бөмбөлгийг хүссэн хэмжээгээрээ гал дээр болгоно.

Зууш: 1 хэрчсэн өргөст хэмх ба чинжүү

Оройн хоол: Шарсан Салмон загас

Давс, нунтаг хар чинжүүг ногоон гоньд, розмарин яншуй, нимбэгний шүүстэй хамт цацаж, салмон загасны хоёр талыг шарж, бор будаа, салаттай хамт иднэ.

Жишээ 10

Өглөөний цай: Өндөг, авокадотой шарсан талх

Зууш: Хуммусстай цоохор майлз

Үдийн хоол: Стейк, салаттай органик эдамам спагетти

Стейкний хоёр талд давс, нунтаг чинжүү цацаж хайруулын тавган дээр шарах зуураа зуухыг 375 хэмд халаана. 20-25 минутын турш зууханд хийж 10-15 минут байлгана. Том саванд давстай ус буцалгана. Галыг унтрааж Эдамам спагеттиг нэмээд 7-8 минутын турш таглана. Гоймонгоо шүүж түр хажуу тийш нь тавина.

Үүний зэрэгцээ, Пармесан, нимбэгний шүүсийг том саванд хийж хутгана. Гоймонг нимбэг / оливын тосны соус, тал улаан лоольтой хольж; давс, нунтаг чинжүүгээр амтална. Нимбэгний хальс болон жижиглэсэн лаврын навчаар чимэглээрэй.

Зууш: хушга эсвэл алмонд

Оройн хоол: Жигнэсэн амтат төмс, салаттай тахианы мөч

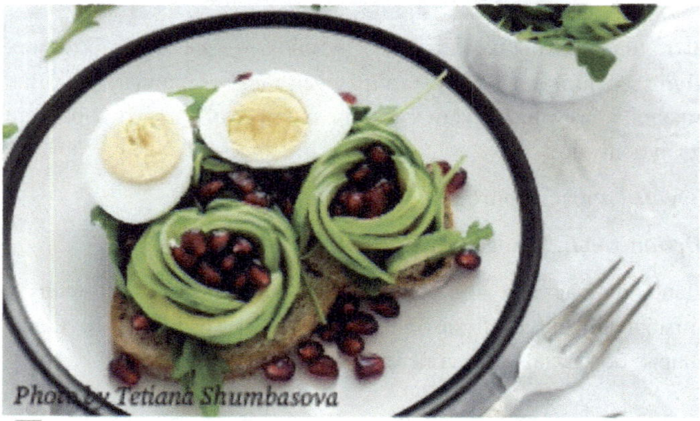

ХООЛ ХҮНСИЙГ ХОСЛУУЛАХ ЗАРИМ ЗӨВЛӨМЖҮҮД:

- Ургийг дангаар нь эсвэл ногоотой хамт идэж болно.
- Цардуулыг зөвхөн дангаар нь эсвэл хүнсний ногооны хамт идэж болно.
- Амт оруулахын тулд тос нэмж болно.
- Хэрэв сүүн бүтээгдэхүүн идэж байгаа бол өөр зүйлтэй хамт идэж болохгүй. Тараг эсвэл гранола, сүү болон жигнэмэг, мах болон цагаан гурилыг хамт идэж болохгүй.
- Жимс болон хүнсний ногоог нэг хоолонд хамт хэрэглэж болохгүй. Та хоолноосоо нэг цагийн өмнө жимс идэж болно.
- Амтат гуаг бусад жимстэй холихгүй, дангаар нь идээрэй.
- Үхрийн махыг их хэмжээний ногоотой хамт идэх хэрэгтэй.
- Уураг идсэний дараа шууд чихэрлэг зүйл идэж болохгүй (Серюр, 1997).

МИНИЙ МАЦАГ БАРЬДАГ ӨДРҮҮД

Эрхэм уншигч минь намайг 48 цагийн мацаг барьдаг гэдгийг санаж байна уу.

Өглөө кофе ууж болно, гэхдээ 200 мл-ээс хэтрэхгүй (инсулиныг хянахыг хичээж байгаа гэдгээ санаарай.)

Өдрийн туршид их хэмжээний ус уугаарай (гэхдээ кокосын ус болохгүй).

Зарим өдөр би өлсдөг, ялангуяа хоёр дахь өдөртөө өлсдөг тул 1 аяга бүлээн ногооны шөл уудаг. Түүнчлэн, хэрэв би өлсөх юм бол өглөө болон үдээс хойш кофе уудаг. Харин үдээс хойш ихэвчлэн ногоон цай уудаг (энэ нь жин хасах, бодисын солилцоог сайжруулахад тусалдаг бөгөөд зүгээр л сайхан үнэртэй байдаг). Энэ нь мацаг барих өдрүүдэд гэдэс хэчнээн дүүргэдгийг та лав төсөөлөхгүй байх. Зарим тохиолдолд би эрхий хурууны хэмжээтэй жижиг ууранг бэлтгэж хайлтал нь сордог байсан.

Миний танд өгөх зөвлөгөө бол 24 цагийн мацаг эсвэл 48 цагийн мацаг гэх мэт урт хугацааны мацгаас эхлэхгүй байхыг зөвлөж байна. Эхний долоо хоногт 8 цаг, дараагийн долоо хоногт 16 цаг мацаг барьж үзээд, дараа нь 24 цагийн мацаг бариарай, ингэснээр гарч буй өөрчлөлтөнд таны бие дасан зохицно.

Та зүгээр л өөрийнхөө хоолны дэглэмийг барьж, том порцоор, түргэн хоол идэж болох боловч жин хасахад бага зэргийн эсвэл ямар ч нөлөөгүй байх бөгөөд инсулины түвшинг огцом ихэсгэх болно гэдгийг санаарай.

Хэрэв та 5:2 хоолны дэглэмийг сонгосон бол өдөрт 500-625 илчлэг бүхий дараах цэсийг ашиглаж болно.

Жишээ №1

Өглөөний цай: тал аяга устай энгийн овъёос, дараа нь 1/3 аяга нэрс, 1/3 аяга гүзээлзгэнэ (ойролцоогоор 190 калори)

Оройн хоол: Чили тахиа

5 унци (141 гр) тахианы цээжийг жижиглэж зүснэ. 1 халбага оливын тосыг жижиглэсэн цагаан гаа, яншуй, сармис, шар буурцагны цуу, нимбэгний шүүс, гоньд, улаан халуун чинжүүтэй хамт халаана. Мөөг, лууван нэмнэ. (ойролцоогоор 310 калори)

Жишээ №2

Өглөөний цай: Чанасан өндөг ба ½ авокадо (ойролцоогоор 125 калори)

Оройн хоол: Нимбэгтэй тилапиа загас

Тилапиа загасан дээр давс, нунтаг хар чинжүү, яншуй, бага зэргийн цагаан дарс, нимбэгний шүүс цацаж, 1 цайны халбага оливын тосон дээр шарж, ½ аяга бор будаатай (ойролцоогоор 375 калори) хамт иднэ.

Жишээ №3

Өглөөний цай: Чиа үр, 1/4 аяга овъёостой грек тараг (ойролцоогоор 145 калори)

Оройн хоол: Каперстай шарсан салмон загас

Каперстай 5 унци (141 гр) салмон загасан дээр давс, нунтаг хар чинжүү, бага зэрэг нимбэгний шүүс цацна. Үүнийг та жигнэсэн аспарагустай хамт идээрэй (ойролцоогоор 355 калори)

Жишээ № 4

Өглөөний цай: Бяслаг, бууцайны омлет

Хоёр өндөг хутгасны дараа бяслаг, бууцай нэмнэ. Наалддаггүй хайруулын тавганд шарж, нунтаг хар чинжүү, яншуйгаар амтлаарай (ойролцоогоор 290 калори)

Оройн хоол: Шарсан ногоотой цацагт хяруул.

Цацагт хяруулын махаа дуртай амтлагчаараа амтлан хайрч, брокколи, лууван, чинжүү болон ¼ сонгиноо бага зэрэг оливын тос, нимбэгний шүүстэй хамт шараарай. (ойролцоогоор 310 калори)

Жишээ №5

Өглөөний цай: Авокадотай шарсан талх

1 ширхэг шарсан өндөгтэй хэрчим бүхэл үрийн эсвэл гурилгүй талхан дээр бага зэрэг авокадо түрхэнэ (ойролцоогоор 320 калори)

Оройн хоол: Гахайны ууцны мах

4.5 унци (127 гр) туранхай гахайн ууцны өөхгүй махыг шарна. Вандуй, эдамамтай хамт идээрэй (ойролцоогоор 390 калори).

ДАСГАЛ ХИЙХ

БҮЛЭГ 10

«Амжилтын нууц бол эхлэлдээ оршдог.»

~ Марк Твейн ~

Судалгаанаас харахад насанд хүрсэн хүн долоо хоногт 5 удаа дунджаар 30 минутын дунд зэргийн дасгал хийх шаардлагатай байдаг. Бүгдийг нэг дор хийх албагүй. Богино завсарлагатай дасгалууд ч байж болно! Хэрэв та илүү сайн, хурдан үр дүнд хүрэхийг хүсч байвал гүйх, сагсан бөмбөг тоглох, дугуй унах гэх мэт аэробик дасгал хийж болно.

Гүйлтийн зам дээр 30 минут гүйсний дараа аутофагийн процесс ихээхэн нэмэгдэж, нийтдээ 80 минутын дасгал хүртэл нэмэгдсээр байгаад жигдэрч эхэлдгийг тогтоожээ. Үүний үр дүн нь илүү өндөр түвшний эрчимтэй дасгал хийхэд харагддаг байна.

Өөр нэгэн судалгаагаар долоо хоногт ердөө хоёр өдөрт эсэргүүцэлтэй дасгал хийх нь яс, булчинг бэхжүүлээд зогсохгүй таны биед сайн холестерины хэмжээг нэмэгдүүлж, танин мэдэхүйн үйл ажиллагааг сайжруулан, чихрийн шижингийн 2-р хэлбэрийн эрсдлийг бууруулж, сэтгэл гутралтай тэмцдэг болохыг харуулсан байдаг. Хүндийн өргөлт ба иог нь ачаалалтай, эсэргүүцэлтэй дасгалд тооцогддог (Hoffman, 2012).

Дасгал хөдөлгөөн нь эрүүл амьдралын хэв маягт чухал үүрэг гүйцэтгэдэг. Би зүгээр л нэг дасгалыг хэлээгүй, харин энерги ашигладаг аливаа биеийн дасгал хөдөлгөөнийг хэлж байгаа юм. Бие махбодын дасгал хөдөлгөөн нь чихрийн шижин, тархины цус харвалт, чихрийн шижингийн 2-р хэлбэр, цусны даралт ихсэх, бүдүүн гэдэс болон хөхний хорт хавдраар өвчлөх эрсдлийг бууруулдаг болохыг баттай нотолгоонууд харуулдаг. Дасгал хөдөлгөөн нь мөн сэтгэл гутралыг бууруулж, танин мэдэхүйн үйл ажиллагааг сайжруулж, сэтгэл санааг тайвшруулж, өөдрөг болгох гэх мэт өөр олон үр дүнг үзүүлдэг байна.

Дасгал хийдэггүй хүмүүсийн арьсны өнгө ихэвчлэн тааруу байдаг. Дасгал нь хүний биед буй 96 сая нүхнээс эрүүл хөлсийг ялгаруулдаг. Арьс бол бидний н дэхь хамгийн том ялгаруулагч эрхтэн юм. Дасгал хийх үед таны биеэс бохирдол, хорт бодис гадагшилдаг.

2010 онд судлаачид (Мэдрэл судлалын Архиваас хэвлэсэн) танин мэдэхүйн бэрхшээлтэй, өөрөөр хэлбэл аливаа зүйлийг мартаж эхэлсэн бүлэг хүмүүсийг сонгон авч, дасгал хөдөлгөөн хийлгэхэд, тэдний нөхцөл байдал улам муудалгүй, харин ой санамж нь сайжирч буйг олж мэдсэн юм (Baker, 2010).

Биеийн тамир, дасгал хөдөлгөөн нь хөхний хорт хавдраас урьдчилан сэргийлэх ихээхэн найдвар төрүүлсэн арга гэж тооцогддог (Goncalves AK1, 2014) нь зөвхөн жингээ хянахад туслах төдийгүй мөн цусны эргэлтийн эстрогений түвшинг бууруулах хандлагатай байдаг учраас юм (Friedenreich, et al., 2010).

Долоо хоногт таван цагийг эрч хүчтэй аэробикийн дасгал

хийснээр эстроген ба прогестерон даавრын илүүдлийг 20% орчим бууруулах боломжтой байдаг (D.A Kossman, 1985). Өдөрт нэг цаг ч гэсэн удаан бүжиг бүжиглэх эсвэл гэрийн хөнгөн ажил хийх зэрэг нь тустай байж болох юм (Carpenter, 1999).

Биеийн тамир, дасгал нь сэтгэл гутралтай тэмцэж, бууруулахад хүргэдэг антидепрессант эмтэй адил үр дүнтэй байдаг юм (Blumenthal, et al., 2007)

ДАСГАЛ ХӨДӨЛГӨӨН БА МАЦАГ БАРИХ ӨДРҮҮД

Мацаг барих, дасгал хөдөлгөөн хийх нь бие махбодийг эерэг стресст оруулдаг бөгөөд ингэснээр таны булчин илүү уян хатан болж, булчингийн хөгшрөлтийн эсрэг үр нөлөө үзүүлдэг байна.

Дасгал хөдөлгөөн хийх, мацаг барих нь өөх шаталтыг ихэсгэхээс гадна инсулин ба өсөлтийн даавар гэсэн хоёр даавრын нийлэгжилтийг сайжруулдаг. Судалгаанаас харахад мацаг барьсан үедээ дасгал хийхвэл биед инсулин ялгарах явц завсарлаж, илүүдэл инсулиныг шатаах боломжийг олгодог. Инсулин таны биед эрүүл хариу үйлдэл үзүүлсний дараа булчинд очих цусны эргэлт сайжирч, булчин илүү амархан хөгжиж өөхөө хасахад илүү хялбар болдог байна. Мацаг барьж буй үеийн дасгал хөдөлгөөн нь өсөлтийн даавრын нийлэгжилтийг нэмэгдүүлж, өөхийг шатаахад туслан, булчингийн эдийг ихэсгэж, бүр ясны байдлыг ч сайжруулдаг.

Гэхдээ тэр өдрөө бүтэн фитнесийн хүнд дасгал хийчихэв дээ! Таны толгой эргэх болно! Та ядарсан мэдрэмж авч бие махбодидоо сайнаас нөлөөнөөс илүү хор учруулах аюултай шүү.

Мацаг барих үед бие гликогены дутагдалд орсон байх тул өндөр эрчимтэй дасгал хийх эрч хүчгүй байх болно.

Алхах, усанд сэлэх, йог хийх, билльярд, боулинг, гольф тоглох, Фрисби тоглох, сагсан бөмбөг шидэх гэх мэт их эрчтэй бус дасгал хөдөлгөөн хийхийг зөвлөж байна. Эдгээрийн зарим нь таныг амьсгалахад тусална. Таны уушиг болон эрүүл мэндэд тустай учраас гүнзгий амьсгаа авч, амьсгалын дасгал сайн хийгээрэй. Гэрийн ажил хийх эсвэл хүүхдүүдтэйгээ тоглох нь хүртэл хөнгөн дасгал гэж тооцогддог юм шүү!

ИХ ДАСГАЛ ХӨДӨЛГӨӨН ХИЙХ ХЯЛБАР АРГУУД

Сэрэхдээ хөшгөө дээш нь татаарай. Нарыг таашааж, гараа нарны туяанд хүргээд дараа нь шаланд хүргэж, буцаад өргөөрэй, дээшлүүлээрэй! Үүнийг хэд хэдэн удаа сэрүүн байхдаа хийж, мөн өөр дээрээ нарны тусгалыг мэдрээрэй!

Та шүдээ угааж байхдаа Бразил өгзөгний дасгал хийж болно. Зүгээр л тэгш зогсоод, өвдгөө бага зэрэг нугалж, гэдсээ чангалан, ташаагаа доошлуулж, буцааж татна.

Өдөрт 100 удаа цээжний шахалт хийх нь цээжийг гайхамшигтай өргөж өгөх болно!

Аяга тавгаа угаах дургүй юу? Одоо аяга тавгаа угаах үеийн илчлэгийн талаар бодож үзэцгээе. Та аяга угаахад 30 минут зарцуулах бүртээ 78 калори шатаах болно. Тийм ч муугүй шүү!

Утсаар ярих дуртай юу? Утсаар ярих үедээ яагаад алхаж болохгүй гэж? Эсвэл алхаж чадахгүй бол хөлөөрөө дэвсэхэд л болно. Үүнийг хийхэд минутанд хоёр калори илчлэг шатаах болно.

Хүүхдээ дасгал болон сургуульд нь хүргэж өгөх шаардлагатай юу? Тэднийг хүлээнгээ цаг харж суухын оронд гарч алхаарай.

Түүнчлэн, та оффист ажиллаж байгаа эсвэл компьютер дээр ажилладаг бол босч, цагт дор хаяж нэг удаа алхаж үзээрэй.

Миний нагац ах Олимпийн наадмын долоон удаагийн FIFA-гийн шүүгч юм. Тэр юу болж байгааг, мөн ямар дасгалууд хамгийн сайн гэдгийг мэддэг. Түүний надад зөвлөж байсан гайхалтай дасгалыг мацаг барьсан болон бариагүй өдрүүдэд хийж болно. Гэдсээ 30 секундын турш дотогш татаад 30 секундын турш суллана. Та өдөрт дор хаяж 30 минут ширээнийхээ ард суун ажиллаж байх үедээ үүнийг хийх боломжтой. Энэ нь таны бэлхүүсийг ямар ид шидтэй болгохыг хараарай!

Шатаар гарах боломжийг бүү алдаарай. Боломжтой бол хоёр шат бүрийг нэг алхамаар алхаж гар.

Машиндаа бензин дүүргэж байгаа бол ихэвчлэн гурваас долоон минут болдог. Энэ хугацаанд та урд шил арчигчаа угааж, сагс болон арын суудал дээрх хогоо хоосолж, өгзгөө чангалж, сунгалт хийх боломжтой!

Фэйсбүүк, инстаграмаа шалгах эсвэл Netflix дээр шинэ цуврал нэвтрүүлэг үзээд завгүй байна уу? Дасгалын дугуйн дээр дөрөө гишгэж байхдаа та тэдгээрийг үзэж болно. Ингэснээр олон ажлыг амжуулах боломжтой юм! Гэртээ дасгалын дугуйтай болоорой!

Мөн компьютер, утсан дээрээ босох, сунниах, таван минут алхахыг сануулсан сэрүүлэг эсвэл сануулагч тавиарай. Судлаачид бага багаар ойр ойрхон завсарлага авснаар холестерины хэмжээ, глюкоз тэсвэржилт, БЖИ, бэлхүүсний тойрог зэрэгт сайнаар нөлөөлдөг болохыг тогтоожээ. Компьютер эсвэл телевизийн ард сандал дээрээ удаан сууж болохгүй.

Зурагт үзэхийн оронд өөрийнхөө хашааг цэцэрлэгжүүлэх нь бүр ч дээр байх.

Хэрэв та өглөө бүр оффис руугаа машинаар явдаг бол ажлаасаа дор хаяж 10-15 минутын зайтай машинаа байрлуулаад алхаж байгаарай.

Би ажилдаа явахаасаа өмнө алхахын тулд эрт босдог байсан. Явган алхах нь хоол хурдан шингээхээс гадна бодол санаагаа цэгцлэхэд тусалдаг. Алхаж байхдаа өөрийгөө эргэцүүлж, бодоход хүргэдэг бүх төрлийн подкастуудыг сонсох дуртай байв. Түүнчлэн, алхалтын апп ашиглаж эхэлсэн бөгөөд марафонд бэлтгэхэд туслах зай болон эрчийг нэмж тохируулсан! Мацаг барих нь бодох, бясалгахад хамгийн тохиромжтой үе байдаг. Эсвэл мацаг барьсан өдрүүдэд таныг илүү сайн унтаж амрахад туслах үүднээс орой цэвэр агаарт гарч алхаж болно.

ТУУХАЙ ӨРГӨХ

Мацаг барихад хүний өсөлтийн даавbooрын түвшин нэмэгдэж, араг ясны булчин ба шөрмөс дэх коллагены нийлэгжилтийг идэвхжүүлдэг. Араг ясны, булчин, шөрмөсний коллаген ихсэх нь булчингийн хүчийг нэмэгдүүлж, бие бялдрын чадвар, дасгалын гүйцэтгэлийг сайжруулах боломжтой болдог. Хэрэв та булчингийн масс ихтэй бол энэ нь бодисын солилцооны суурь түвшинг нэмэгдүүлж, дасгал хөдөлгөөн хийгээгүй байсан ч илчлэгийг үр дүнтэй зарцуулахад хүргэдэг.

Маш олон эмэгтэйчүүд туухай өргөх дасгал нь тэднийг том биетэй болгодог гэж үздэг боловч энэ нь үнэхээр буруу ойлголт юм! Үнэн хэрэгтээ таны хүч улам нэмэгдэж, илүү сайн ажиллах чадвартай болж, дараа нь ч гэсэн илчлэгийг шатаасаар байх болно. Энэ нь мөн цусан дахь сахарын хэмжээг зохицуулах, үе мөчийг тогтворжуулах, биеийн эрч хүчийг нэмэгдүүлэхэд сайн нөлөөтэй юм. Та булчингаа нэмэгдүүлснээр буцааж өөх хуримтлагдахад хэцүү болдог. Таны сэтгэл санаа, анхаарал төвлөрөлт илүү сайн болох болно.

Эмэгтэйчүүд ихэвчлэн эрчүүд шиг булчингаа хөгжүүлдэггүй. Эрэгтэй хүний булчингийн өсөлтийн анхдагч даавар болох дундаж тестостероны 1/16 орчим нь эмэгтэйчүүдэд байдаг. Жингээс хэзээ ч айх хэрэггүй. Зохистой хэмжээгээр жингийн дасгал хийх нь галбирлаг, гуалиг, илүү залуу, эрч хүчтэй, чанга, хүчтэй өөрийгөө бий болгох түлхүүр юм.

Мацаг барьсан өдрүүддээ өглөөний нар, цэвэр агаарт алхсанаа тооцохгүй бол би долоо хоногт дөрвөөс таван удаа фитнесст явдаг байсан. Гэхдээ би мацаг барихаасаа өмнө дасгал хөдөлгөөн хийдэг байсан гэдгийг санаарай.

Зөвлөмж: Би хэвлийн таргалалттай байсан учраас мацаг барьснаар миний бэлхүүс үнэхээр гайхалтай болсон бөгөөд би дасгал хийх бүртээ гэдэсний булчингийн дасгал хамт хийдэг байв! Мөн дасгал хийснийхээ дараа уургийн коктейлийг миний адил хэрэглээрэй.

Хүмүүс ихэвчлэн булчингаа төөрөгдүүлэхэд хүргэдэг янз бүрийн үр дүнгүй дасгал хийж алдаа гаргадаг. Энэ нь буруу юм. Та фитнесс төвд булчингаа хөгжүүлж, хүчтэй болохын тулд зөв дасгалуудыг хийх шаардлагатай. Туухай өргөж, аажим аажмаар өргөх жинг илүү хүндрүүлээрэй. Мөн зөв хооллож, сайн амрах хэрэгтэй.

Дан булчин хөгжүүлэх гэж байгаа бол долоо хоног бүр ижил дасгал хийх хэрэгтэй. Үүнд суулт (squat), хөдөлгөөнгүй таталт (deadlift), хэвтээ байдлаас шахалт (bench press), доошоо таталт (lat pulls) гэх мэт дасгалууд орно. Хэрэв та дасгалаа зөв хийж байгаа бол танд илүү хүчтэй болсон мэт мэдрэмж төрж, илүү хурдан булчин нэмэх болно. Өөрчлөгдөх ёстой зүйл бол зөвхөн таны өргөх жингийн хэмжээ юм. Түүнчлэн, хэрэв та дасгалаа байнга сольж байгаа бол ахиц дэвшлээ хянах боломжгүй болно.

Илүү хүнд туухай өргөх нь танд тохирно гэж битгий бодоорой. Хэт их дасгал хийж, цаг хугацаа өнгөрөх тусам шантарч магадгүй юм.

Ихэнх хүндийн өргөлттэй хөтөлбөрүүд таныг хэт их дасгал хийхэд хүргэдэг. Энэ нь булчин нэмэхийн тулд зөвхөн хэт их дасгал хийх ёстой гэсэн буруу ойлголтыг авчирдаг. Олон дасгал хийхээс илүү зөв дасгал хийх нь чухал юм.

Туухай өргөхөд булчингийн ширхгүүдэд "бичил урагдал" хэмээх жижиг урагдал үүсдэг бөгөөд эдгээр нь дараа эргэж нөхөн төлждөг. Энэ бол булчингийн өсөлтийн процессын нэг хэсэг юм. Та маш их дасгал хийж урагдал нөхөн төлжилтөө гүйцэхгүй байхаас сэргийлэх хэрэгтэй боловч мөн хэт бага хийж булчингаа өсгөхгүй байхыг хүсэхгүй байх. Судалгаанаас харахад фитнесс хөтөлбөрөөс хамааран булчин нөхөн төлжихөд хоёроос долоо хоног шаардлагатай байдаг байна.

Булчингийн өсөлтийн өөр нэг чухал хэсэг бол булчингаа тэжээх явдал юм. Хэрэв хэт бага эсвэл хэт их идвэл танд ямар ч ахиц дэвшил гарахгүй. Та 9-р бүлэгт дурдсан жишээ жоруудыг турших үзээд дасгалын өдрүүдэд, мөн мацаг барих өдрүүдэд сайн амрахыг хичээгээрэй.

Булчингийн өсөлтийг өдөөж буй зүйл бол давшингуй хүчээр ачаалал өгөх явдал бөгөөд энэ нь цаг хугацаа өнгөрөх тусам булчингийн ширхгүүдийн хүчний түвшинг нэмэгдүүлэх юм.

Олон хүмүүс давтамж өндөртэй, бага жинтэй дасгал хийвэл илүү их булчинг өдөөж, жин хасна гэж боддог ч энэ нь яг эсрэгээрээ байдаг. Өндөр давтамж, бага жинтэй дасгалууд нь хүчээ хурдан алдаж, тэр ч байтугай нэлээд хэмжээний булчингаа алдахад хүргэдэг.

Хүч чадал, булчингаа хадгалахын зэрэгцээ жингээ хасахын тулд хүнд туухай өргөх хэрэгтэй байдаг. Хамгийн гол нь булчингаа ачааллуулж, өргөх жингээ нэмсээр байх нь уургийн нийлэгжилтийн түвшинг нэмэгдүүлж, булчингаа алдахаас сэргийлнэ. Мөн суулт, хөдөлгөөнгүй таталт гэх мэт нарийн төвөгтэй дасгалууд нь өөх хасалтыг хурдасгадаг тул эдгээр төрлүүд, дасгалын дараах илчлэгийн өөхийг хамгийн их шатаадаг байна.

ӨНДӨР ЭРЧИМТ ДАСГАЛ

Зарим хүмүүс иог гэх мэт бага эрчимтэй дасгал хийхийг илүүд үздэг болович зарим нь өндөр эрчимт дасгал хийхийг хүсч магадгүй. Өндөр эрчимт дасгал гэдэг нь богино тэсрэлттэй хугацаанд хамгийн их хүчин чадлаар дасгал хийж, дараа нь богино хугацаанд нөхөн сэргэхийг хэлнэ. Өндөр эрчимт дасгал нь хийсний дараа нэмэлт энергийг үргэлжлүүлэн шатаах замаар суурь бодисын солилцооны түвшинг нэмэгдүүлдэг.

Өөрийнхөө биеийг сонс. Аль арга нь танд хамгийн тохиромжтой болохыг мэдэхийн тулд дор хаяж нэг эсвэл хоёр сарын турш янз бүрийн дасгал хийх аргыг туршиж үзээрэй. Гэсэн хэдий ч, хэрэв биеэ галбиржуулж, гуалиг, чанга биетэй болохыг хүсвэл фитнесс төвд шаргуу дасгал хийх хэрэгтэй. Нэг, хоёр сарын дараа таны бие фитнесст явахыг шаардах бөгөөд энэ нь ямар нэгэн зайлшгүй зүйл эсвэл бэрхшээл гэхээс илүү амьдралын хэв маягийн нэг хэсэг болох болно.

Зарим хүмүүс зөвхөн кардио дасгал хийснээр жингээ хасахад тусална гэж боддог. Тэд кардио төхөөрөмжин дээр хоёр сар дасгал хийх боловч яг л хэвэндээ байх болно. Яагаад? Кардио нь калори шатаахад өөх хасалтыг нэмэгдүүлж, бодисын солилцооны хурдыг түргэсгэж болох ч үүнээс илүү гарахгүй. Кардио эсвэл өндөр эрчимт дасгал HIIT дасгал хийсэн ч гэсэн зөв хооллохгүй бол жингээ хасахад тус болохгүй. (Та хоолны жишээнүүдийг өмнөх бүлгээс харж болно). Та хэдэн зуун калори илчлэг хэтрүүлэн идэж байж магадгүй, гэхдээ хэрэв тэр өдөр идсэн хэмжээгээрээ илчлэгээ шатаагаагүй бол жингээ бүр нэмж ч магадгүй юм (тийм учраас эмч нар идсэнээсээ илүү их калори шатаахыг зөвлөдөг юм).

Аэробикийн дасгалаас гадна хүчний дасгалууд нь таны булчинг ажиллуулдаг тул эрүүл мэндэд хамгийн их ашиг тустай байдаг. Хөл, ташаа, нуруу, цээж, мөр, гар, гэдэсний том бүлэг булчингийн дасгалуудыг хийж үзээрэй. Мэргэжлийн хүмүүс булчингийн бүлэг тус бүрийг нэг удаад 8-12 удаа давтан хийхийг зөвлөдөг боловч би 15 удаа хийдэг байв (тамирчид нэг удаадаа 20 хийдэг).

Би иог, салса, өндөр эрчимт HIIT дасгал хийсэн боловч жингээ хасахгүй байсан. Гэхдээ хүнд жингийн дасгал нь надад анхаарлаа төвлөрүүлж, жингээ хасахад тусалсан бөгөөд хамгийн чухал нь өөхийг буцааж нэмэхээс сэргийлж дан булчин хөгжүүлэхэд тусалсан юм! (Хүн бүр өөр өөр бие махбодын онцлогтой байдаг гэдгийг санаарай, би зарим найзуудаа зүгээр л иогоор хичээллэх эсвэл явган аялал хийх замаар турж байгааг харсан. Тиймээс янз бүрийн аргыг туршаад үзээрэй, гэхдээ дасгалаа зөв, тасралтгүй хийх нь жингээ хасах, гуалиг, туранхай биетэй болох хамгийн сайн арга юм).

Мөн биеийн хүчний эсвэл булчингийн дасгал хийсний дараа би аэробик дасгал хийдэг байсан нь жингээ хасахад илүү тусалж байсан бөгөөд гүнзгий амьсгалыг сайжруулдаг. Миний хувьд дасгалынхаа хугацаа болон эрчийг ихэсгэж аль болох их хөлрөхийг боддог байв. Гэхдээ энэ нь танд хэтэрхий хүнд байвал дасгалын аль нэгийг нь сонгож болно. Хорт бодисыг дахин шингээж авахгүй байхын тулд дасгал хийсний дараа шууд шүршүүрт орж байгаарай.

ЖИШЭЭ ДАСГАЛУУД

1 дэх өдөр: Хөлний өдөр

Би долоо хоногт дор хаяж хоёр өдөр хөлний дасгал хийдэг. Энэ бол Бразил өгзөгний нууц юм! Вала гэж би чангаар хэлсэн. Зарим дасгалжуулагчид долоо хоногт гурван удаа биеийн доод хэсгээ дасгалжуулдаг боловч би арай ч тэр хүртэл явсангүй. Хэдэн минут биеэ халаагаарай. Та ямар ч кардио төхөөрөмжийг сонгож болно. Мөн алхах, гүйх, эллипс, дээс үсрэх, сэлүүрдэх эсвэл шатны төхөөрөмжүүдээс сонгодог байсан. Та зүрхнийхээ цохилтыг ихэсгэж, дасгалдаа бэлдэх ёстой.

Дараахь дасгалыг дөрвөн удаа хийх ба 15 удаа давтаж, давталт болгоны хооронд 45 секунд завсарлана.

Хөлөө халаахдаа өөрт тухтай жиндээ тохируулан суулт хийгээрэй.

1. **Суулт ба шахалт:** Хөлөндөө мөрний хэмжээтэй зай авч зогсоорой. Нуруугаа бөхийлгөхгүй суулт хийнэ. Үүнийг хийхдээ би фитнессийнхээ Смит төхөөрөмжийг ашигладаг байсан.

2. **Сумо хөдөлгөөнгүй таталт ба өндөр таталт (Sumo Deadlift and High Pull):** Хөлөндөө мөрнөөсөө арай илүү хэмжээтэй зай авч зогсоорой. Гарандаа эвтэйхэн тохирох хэмжээний жин авч, урдаа барина. Нуруугаа бөхийлгөлгүй суулт хийнэ.

3. **Хайчин lunge:** Хөлөндөө мөрний хэмжээтэй зай авч зогсоно. Гар тус бүрт жин авч хажуудаа бариарай. Нуруугаа шулуун, мөрөө арагш болгон, урагш том алхам хийсний дараа биеэ доошлуулж, хоёр өвдгөө 90 градус хүртэл нугална. Ихэнх жин хөлийн арын хэсэгт байхаар өсгий дээрээ тулж, анхны байрлалдаа буцаж очно.

Нөгөө хөлөндөө үргэлжлүүлэн хийнэ. 20 удаа давтана.

Арагшаа өшиглөлт (Kick back): Хөлөндөө мөрний хэмжээтэй зай авч, цэх зогсоно. Нэг хөлөө арагш нь даралттай өшиглөнө. Нөгөө хөлөндөө үргэлжлүүлэн хийгээрэй.

Дараа нь би хэвлийн дасгал хийдэг:

1. 1 минутын планк 4 удаа дундаа завсарлагатай хийнэ.
2. 100 гэдэсний таталт 4 удаа хийнэ.
3. Гарандаа жинтэй хажуугийн гэдэс таталт: Хөлөндөө мөрний хэмжээтэй зай авч зогсоно. Баруун гараа биеийн дагуу доош шулуун, зүүн гараа толгойныхоо ард байрлуулна. Баруун гараа хөлийнхөө дагуу гулсуулж, баруун тийш бөхийсний дараа анхны байрлалдаа эргэж орно. Хоёр талдаа 20 гэдэс таталт хийх хэрэгтэй. 4 удаа давтана.
4. Туухайтай их биеийн эргэлт: Цээжнийхээ урд хоёр гараа нугалан туухайгаа барьж дэвсгэр дээр сууна. Зогсолтгүйгээр их биеэ баруун ба зүүн тийш эргүүлнэ.

40 давталтыг 4 удаа хийнэ. Хэвлийн булчингаа байнга ажиллуулж байх ёстойг үргэлж санаарай!

5. 15 минутын турш сунгалт хийж дасгалаа дуусгана. Би хөөсөн дээр өнхрөн сунгалт хийх дуртай.

2 дахь өдөр: Нуруу болон гурван толгойт булчин

10-20 минутын халаалт хийхдээ дурын кардио төхөөрөмжийг сонгох боломжтой. Нурууны дасгал хийх өдөр учраас би алхах, гүйх, эллипс хийх, сэлүүрдэх төхөөрөмжүүдээс сонгодог байсан.

Дасгал тус бүрийг 15 удаа давтан (гар тус бүрт), 4 удаа 45 секундын завсарлагатайгаар хийнэ:

1. **Нуруугаа халаана.** Хөлөндөө мөрний хэмжээтэй зай авч зогсоно, өвдгөө бага зэрэг нугалж, гараа ташаандаа эсвэл толгойны ард байрлуулна. Нуруугаа шулуунаар нь газартай параллель байхаар ташаагаараа урагш бөхийнө. Буцаж шулуун зогсоно.
2. **Доошоо таталт (Lat pull down).** Доошоо таталтын төхөөрөмжин дээр өвдгөө хавчин сууна. Туухайг цээжрүүгээ татаад буцаана.
3. **Арагшаа таталт (Lat back pull):** Төхөөрөмжин дээр суугаад туухайг нуруурлуугаа татаад буцаана.
4. **Нэг гарын таталт (Single Arm Cable Row):** Сандалруу тулж зогсоод дасгал хийнэ. Зүүн өвдгөө сандал дээр тавин бөхийж, зүүн гараараа ардаа тулна. Зүүн гар, хөлөн дээрээ жингээ төвлөрүүлнэ. (Баруун хөлөө нугалсан байна). Гартаа туухай барьж, баруун гараа шулуун сунгасан

байрлалаар эхэлж, туухайг арагш нь татаж, баруун гараа биеийн хажуу хэсэгт ойртуулаад гараа буцаана. 15 удаа давтаж, дараа нь гараа солино.

5. **Зогсоо байрлалын таталт (Standing Lat Pull):** Хөлөндөө мөрний хэмжээтэй зай аван, төхөөрөмжрүү харж зогсоно. Туухайн бариулыг доошоо, цээж рүүгээ татаад буцаана.

ГУРВАН ТОЛГОЙТ БУЛЧИНГИЙН ДАСГАЛ

1. **Гурван толгойт булчингийн сунгалт:** Хөлөндөө мөрний хэмжээтэй зай авч зогсоно. Хоёр гараараа туухайг барина. Хоёр толгойт булчин чихний хажууд байхаар гараа толгой дээрээ өргөнө. Тохойгоо нугалж, шуугаа доошлуулаад буцаана.

2. **Гурван толгойт булчингийн дүрэлт:** Сандлын өмнө зогсон, нуруугаа сандал руу харуулна. Гараа сандлын ирмэг дээр, нударга урагш харсан байрлалтай, хөлөө сунгана. Биеэ аажмаар доошлуулж, дээшлүүлнэ.

3. **Бөхийлттэй өргөлт (Bent-over row):** Туухай аваарай. Гар, хөлөндөө мөрний хэмжээтэй зай авч зогсоно. Өвдгөө бага зэрэг нугалан туухайг нурууны доод хэсэгрүү татаад буцаана.

4. **Урвуу барилттай гурван толгойт булчингийн доош түлхэлт (Reverse grip triceps pushdown).** Фитнессийн төхөөрөмжийг ашиглан гараа дээш харуулан барьж, өвдгөө бага зэрэг нугалсан байрлалд, гараа өвдөг чиглэлд татаад буцаана.

Дуртай хэвлийн дасгалаа хийж, дараа нь хамгийн багадаа 30 минутын кардио хийгээрэй! Туухай өргөсний дараа кардио дасгал хийснээр өөх тосыг илүү сайн шатаана!

3 дахь өдөр: Амарсны дараах хөлний дасгал хийх өдөр.

10-20 минутын халаалтанд та дурын кардио төхөөрөмжөө сонгох боломжтой. Би алхах, гүйх, эллипс эсвэл шатны төхөөрөмжөөс сонгодог байсан.

Дараахаас тус бүр 15 давталт хий: 45 секундын завсарлагатай 4 удаа давтана.

Өөрт тухтай, жиндээ тохируулан суулт хийгээрэй.

1. **Үсрэлттэй хөдөлгөөнгүй сумо таталт (Sumo Deadlift with Jump):** Хөлөндөө мөрнөөс арай илүү хэмжээтэй зай авч зогсоно. Тохиромжтой жингээрээ суулт (нуруугаа бөхийлгөхгүй) хийн, буцаж цэх байрлал руу үсэрнэ.

2. **Гүүр ба шахалт (Bridge and press):** Хөлөө мөрний хэмжээтэй, өвдгөө нугалж, нуруугаараа газарт тэгшхэн хэвтэнэ. Ташаагаа газраас хөндийрүүлэн өгзгөө шахна. Дараа нь буцаад газарт буулгана.

3. **Өвдөг хумилт (Knee tuck):** Хөл шулуун, нуруугаараа хэвтэнэ. Баруун өвдгөө нугалаад цээж рүүгээ өргөнө. Нөгөө хөлөндөө үргэлжлүүлээрэй. Дахин давт.

4. **Ууланд авиралт (Mountain climbers):** Суниах байрлалаас эхлэн өвдгөө цээжиндээ хүргээд буцаана. Нөгөө хөлөндөө давтаарай.

5. **Хажуугийн планк (Side Planks):** Хажуугаараа хэвтээрэй. Таны хөл бие биенийхээ дээр байх ба гар мөртэй зэрэгцсэн байх ёстой. Өгзгөө газар дээрээс өргөөд тал бүрт 1 минут барина.

Дараа нь би 30 минутын дугуйтай төхөөрөмж унаж, 15

минутын сунгалт хийсний дараа халуун саунд ордог байв. Саун нь хөлсөөр дамжин хорт бодис гадагшлуулж эрүүл хөлс ялгаруулдаг. Саунд орохоос өмнө болон дараа их хэмжээний ус уух хэрэгтэй. Усандаа эрдэс бодис нэмсэн ч болно.

4 дэх өдөр: Мөр ба хоёр толгойт булчин

10-20 минутын бие халаалт хийхдээ дурын кардио төхөөрөмжийг сонгоорой. Би алхах, гүйх, эллипс эсвэл шатны төхөрөмжөөс сонгодог байсан.

Мөр:

1. **Дэлхийг тойрон эргэх туухай (Dumbbell Around the World):** Алгаа гадагш харуулж, холдуулах хөдөлгөөнөөр доош эргүүлэн, Арнольдын шахах байрлалд очиж, гараа тойрч эргэх хөдөлгөөнөөр дуусгана.
2. **Ээлжилсэн туухай шахалт (Switch Up Barbell Press):** Гараа мөрнөөс арай өргөн зайтай байрлуулж, туухайг барина. Гараа тултал шахаж, мөрнийхөө түвшинд буцааж авчирна.
3. **Урд талын өргөлт (Front Raise):** Хоёр гараараа туухайнаас барина. Мөрний түвшин болон хажуу талруу өөрийгөө чиглүүлэн савлуулна. Дахин давт.
4. **Бөхийлттэй хажуугийн өргөлт (Bent Over Rear Delts):** Нуруугаа хотойлгохгүй бөхийж, гараа урагш болон арагш хажуу чиглэлд өргөнө.

Хоёр толгойт булчин:

1. **Штанг өргөлт (Barbell Curl):** Хөлөндөө мөрний хэмжээтэй зай авч зогсоно. Гар доош шулуун байрлалаас штангийг доороос барина. Хоёр толгойт булчингаа ашиглан мөрнийхөө түвшин хүртэл өргөөд буцааж доошлуулна.

2. **Хоёр толгойт булчингийн зогсоо байрлалтай штанг өргөлт (Standing Biceps Bar Curl):** Төхөөрөмжин дээр штангийн төмрийн хажууд зогсоорой. Мөрний түвшин хүртэл дээш татаад буцаана.

3. **Нэг гарын туухай өргөлт (One-Arm Dumbbell Preacher Curl):** Баруун гараараа туухайг барина. Туухай өргөгч сандал дээр суугаарай. Туухайг өргөж, дараа нь нөгөө гараараа давтана.

4. **Налуу туухай өргөлт (Incline Dumbbell Curl):** 45 градусын өнцөгтэй налуу сандал дээр сууж болно. Хоёр туухай аваарай. Мөрнийхөө түвшинд дээшлүүлээд буцаана.

Үргэлжлүүлэн хэвлийн дасгал хийгээд, дараа нь кардио эсвэл уурын сауны аль нэгийг сонгож хийгээрэй. Дөрөв дэх дасгалыг мацаг барихын өмнөхөн хийх тул та хорт бодисоос ангижрахад туслах уурын саун руу явах нь чухал юм. Та үүнийг хэтэрхий их гэж бодож байж магадгүй, тиймээс л хүмүүс ‘зовохгүйгээр амжилтанд хүрэхгүй’ гэж хэлдэг!

Энэ бүлэгт миний дурдахыг хүссэн нэг зүйл бол бүх бие махбодын өөх хасах тухай юм. Та хэвлийн өөх эсвэл зүгээр л гарын өөхөө хасахыг хүсч байж магадгүй, гэхдээ энэ нь тэгэж ажилладаггүй юм. Миний анзаарсан зүйл бол би бүтэн биеийн жингээ хасч эхэлсэнд байсан. Ингэхдээ мацаг, хоолны дэглэм, дасгал хөдөлгөөн, амралтаа тогтвортой хадгалахын зэрэгцээ биеийн доод хэсгээс авахуулаад биеийн дээд хэсэгт шилжих байдлаар дасгал хийж эхэлсэн. Та хэвлийн бүх таталтуудыг хийж чадна, гэхдээ биеийн өөхний хэмжээг тодорхой хэмжээнд бууруулахгүй л бол хэвлийн зургаан толгойт булчинтай болохгүй. Хэрэв биеийнхээ нийт өөхний хувийг бууруулахгүйгээр зөвхөн тодорхой чиглэлээр дасгал, бэлтгэл хийх гэж байгаа бол таны булчин өсөх боловч өөхний давхарга хэвээр байх болно. Энэ нь тэр хэсэг газруудад илүү таныг том харагдуулж ч магадгүй!

Эрэгтэйчүүдийн биеийн өөхний "эрүүл" хэмжээг 8-19%-ийн хооронд тодорхойлдог. Энэ нь ижил насны эмэгтэйчүүдийн хувьд 21% -иас доош түвшинг "өөх бага", 21-33% -ийг «эрүүл» гэж үздэг (Perry, 2018).

Хэрэв мацаг барьснаар булчингаа алдана гэж айж байгаа бол энэ нь тийм биш. Булчингаа алдах цорын ганц зам бол таны биеийн өөх 4%-иас доош болсон тохиолдолд биеийн өөх маш ихээр буурч, энерги авахын тулд уураг шаардагддаг болохыг хэлнэ. Ихэнх тохиолдолд хүмүүс тэр түвшинд хүрдэггүй.

МАЦАГ БАРИХ НЬ ХҮН БОЛГОНД ТОХИРОХГҮЙ

БҮЛЭГ 11

«Та мацаг барьж өөрийгөө ариусгах үед дэлхийн гэрэл гэгээ таны дотроос гэрэлтэх болно."

~ Махатма Ганди ~

Танд дараах зарим анхааруулгыг хүргэе:

1. Саяхан, цусны даралтыг бууруулах зорилгоор мацаг барих болон цагаан хоолны дэглэм барих талаар мэдээллэсэн судалгааны ажлууд ба тэдгээрийн үр дүнг харахад, зөвхөн урьдчилсан туршилтын үе дээрээ байгаа бөгөөд эдгээр бүх арга хэмжээг эмнэлгийн нөхцөлд хийсэн гэдгийг уншигчид маань анхаарах хэрэгтэй юм.

Хэрэв та цусны даралт ихсэх өвчнөөр шаналж байгаа бөгөөд мацгаар анагаахыг хүсч байвал эмчтэйгээ энэ талаар ярилцах хэрэгтэй.

Хэрэв эмч зөвшөөрвөл эмнэлэгт үзүүлж, зөвхөн усан мацаг барих боломжтой. Хамгийн чухал нь та энэ төрлийн эмчилгээг заавал эмчийн хяналтан дор хийх ёстой гэдгийг санах хэрэгтэй.

Энэ бол та өөрөө бие даан туршиж үзэх гэрийн эмчилгээ

биш юм. Хэрэв эрүүл мэндэд хүндрэл учирвал та эмнэлэгт байхгүй л бол, шаардлагатай эмчилгээг авах боломжгүй болно. Тиймээс, үргэлж анхаарал болгоомжтой байж, эхлээд эмчээсээ асууж байгаарай.

2. Жингээ хасахын тулд өдөр алгасан мацаг барих нь сахар зохицуулагч даавар болох инсулины үйл ажиллагааг алдагдуулж улмаар чихрийн шижингийн эрсдлийг нэмэгдүүлдэг гэж Европын Эндокринологийн нийгэмлэгийн ECE 2018 оны уулзалтын үеэр Барселон хотод танилцуулсан мэдээлэлд харуулсан байдаг. Эдгээр ололтууд нь мацаг барихад суурилсан хоолны дэглэм нь эрүүл мэндийн урт хугацааны эрсдэлтэй холбоотой байж болохыг харуулж байгаа тул жин хасах хөтөлбөрийг эхлэхээс өмнө сайтар бодож үзэх хэрэгтэй.

Дараах хүмүүст мацаг барихыг зөвлөдөггүй:

- 1-р хэлбэрийн чихрийн шижинтэй, инсулин хэрэглэдэг чихрийн шижинтэй өвчтөнүүд
- Хүүхдүүд (хангалттай хоол тэжээл авах нь тархи гэх мэт эрхтэний өсөлт, хөгжилд зайлшгүй шаардлагатай байдаг)
- Гипогликеми
- Эрүүл бус хоолны хязгаарлалт (хоолны дуршилгүй болох, булимиа невроз)-тай холбоотой хооллох эмгэг.
- Хоол хүнс авахын тулд эсвэл мэс заслын дараах нөхөн сэргээлтэнд шаардлагатай эм хэрэглэдэг бол
- Идэвхтэй өсөлтийн үе шатанд буй өсвөр насныхан г.м
- Жирэмсэн эсвэл асаргаанд байгаа (хүүхэд, жирэмсэн эсвэл асаргаанд байгаа эмэгтэйчүүдэд шаардлагатай фолийн

хүчил зэрэг амин дэм, эрдэс бодис мацаг барих үед бага зэрэг буурч болзошгүй тул тэдэнд зөвлөдөггүй)

- Хорт хавдрын эцсийн үе шат
- GERD-тэй (ходоод-улаан хоолойн сөргөө өвчин)
- Кортизолын зохицуулалт алдагдсан эсвэл хүчтэй стресст өртсөн байх
- Хэрэв та 65 ба түүнээс дээш настай, эсвэл ямар нэгэн өвчин эмгэгтэй бол

Түүнчлэн, хэрэв та эмчийн бичиж өгсөн эм ууж байгаа бол мацаг барих төлөвлөгөөгөө эмчтэйгээ ярилцах нь маш чухал юм!!!

ХЭН МАЦАГ БАРЬЖ БОЛОХ ВЭ?

Хэрэв та мацаг барихад бэлэн гэж бодож байгаа бол өсвөр насны байсан ч гэсэн мацаг барьж эхлэх боломжтой. Мацаг барихыг хориглосон эрүүл мэндийн шалтгаан байхгүй бол мацаг барьж эхлэж болно. Эрүүл чийрэг байж, жингээ хасахыг хүсдэг хүн бүхэн барих боломжтой. Жингээ хасч чадаагүй, бусад бүх хоолны дэглэмийн аргыг хэрэглэсэн ч үр дүнд хүрээгүй бүх хүмүүс мацаг барьж болно.

Мацаг барих нь дараах өвчтэй эсвэл дараах эрсдэлтэй хүмүүст үр дүнтэй байдаг. Үүнд: зарим төрлийн зүрх судасны өвчин, үе мөчний үрэвсэл, гэр бүлд Альцгеймерын өвчний түүхтэй, астма, хоол боловсруулах тогтолцооны асуудалтай, таргалалтын шалтгаантай чихрийн шижин, элэг болон нойр булчирхайн дутагдал, арьсны өвчин, мигрень гэх мэт.

МАЦАГ БАРИХЫН ГАЖ НӨЛӨӨ

Идэх нь амьдралын чухал хэсэг юм. Мацаг барьж эхлэх үед толгой өвдөх, толгой эргэх, гэдэс базлах, шээсний өнгө бор болох, арьсан дээр юм гарах, амнаас эвгүй үнэр гарах, нойргүйдэх, салс ялгарах зэрэг гаж нөлөө илэрч болно. Энэ бүхэн нь таны бие махбодын эдгэрэх явцын шинж тэмдэг юм. Бие тань хог хаягдлаас ангижирч байгаа шилжилтийн үйл явц гэж ойлгож болно. Зарим хүмүүс эдгээр гаж нөлөөг мэдрэхгүй ч байж болдог.

Хэрэв таны гэдэс эвгүйрхэж байвал гэдэс чинь өлсөж байгаа эсвэл хямарч байж магадгүй юм. Энэ нь хоол боловсруулах эрхтний ажил бага ачааллалтай байхаар дасан зохицож байгаа юм. Зүгээр л их хэмжээний ус уух хэрэгтэй.

Түүнчлэн, толгой өвдсөн үед аргалах нэг арга бол жижиг ягаан Гималайн давсыг долоох эсвэл аягандаа биш кофе чанагч машиндаа кофе чанаж болно. Энэ нь толгой өвдөхөд тусалдаг.

Хэрэв ухаан балартах мэдрэмж төрж байвал заримдаа 70% ба түүнээс дээш хувьтай хар шоколад ганц ширхэг юмуу эрхий хурууны өндөгний хэмжээтэйг иддэг байсан. Зөвхөн хар шоколадыг бага хэмжээгээр идэж байгаарай. Яагаад хар шоколад гэж үү? Энэ нь өвчин үүсгэгч чөлөөт радикалаас хамгаалж, хорт хавдраас урьдчилан сэргийлэн, зүрхний эрүүл мэндийг сайжруулдаг. Мөн холестериныг зохицуулж, танин мэдэхүйн үйл ажиллагааг сайжруулж, цусны даралт, цусан дахь сахарын хэмжээг бууруулдаг. Эслэг ихтэй, антиоксидант агуулсан супер хүнс юм (Price, 2018). Гэхдээ сүүн шоколад нь эсрэгээрээ инсулиныг өдөөдөг шүү.

Танд ядрах, дотор муухайрах, толгой өвдөх, нойргүйдэх зэрэг

шинж тэмдгүүд илэрч магадгүй. Мацаг барьж байх үед биед байгаа хог хаягдал суларч, гадагшлахын тулд цусны эргэлтийн тогтолцоонд ордог. Гэхдээ биен дэх хог хаягдал гадагшилсны дараа таны бие хамаагүй дээрдэх болно. Ус их уувал дотор муухайрах байдал намжина. Толгой өвдөлт нь ихэвчлэн каффейн байхгүй болсны улмаас үүсдэг. Мөн, та илүү их ус ууж болно. Хэрэв зүүдлэх ихэсч, нойр алдагдаж байвал таны бие аль хэдийн амрах горимд орсон байгаа учраас эрт унтаж эхлэх нь зүйтэй (Ryan, 2005).

Толгой эргэх нь мацаг барьж байх үед таны цусны даралт буурсантай холбоотой юм. Эрс огцом хөдөлгөөн хийхгүй байхыг хичээгээрэй. Энэ нь толгой эргэхэд нөлөөлж болно. Үүнээс сэргийлэхийн тулд хангалттай сайн ус ууж, усан дээрээ бага зэрэг давс нэмж болно.

Танд илэрч буй шинж тэмдгүүд таны биеийн байдал, эрүүл мэнд, хоолны дэглэм зэргээс хамаарч өөр өөр байж болно. Хэрэв мах (улаан) их идэж, эсвэл хэт их согтууруулах ундаа уусан бол танд таагүй мэдрэмж төрж магадгүй.

Хэрэв кофе их уух дуртай бол мацаг барих өдрүүдэд толгой эргэж эсвэл толгой өвдөж магадгүй. Хэрэв сахар хэтрүүлэн хэрэглэвэл танд уурлаж уцаарлах мэдрэмж төрнө. Таны биед байгаа аливаа хорт бодис нь мацаг барих явцад гадагшлах бөгөөд энэ үед батга гарах, загатнах, амнаас эвгүй үнэр гарах, булчин шөрмөс татах гэх мэт шинж тэмдшгүүд илэрч болно. Гэхдээ хорт бодисыг цэвэрлэсний дараа бүх зүйл буцаад хэвийн болно.

Түүнчлэн, мацгийг даван туулж, сэтгэл санаагаа сэргээхийн тулд зарим зөвлөмжийг өгье:

- Өдрийн цагаар унтах хэрэгтэй. Мацаг барих үеэр орондоо

эрт орж, илүү их унтаарай. Амралтын өдөр байсан ч гэсэн өдөр бүр нэг цагт босоорой.

- Хорт бодисыг гадагшлуулахын тулд нэмэлт ус эсвэл цай уух хэрэгтэй.
- С амин дэм ба магнийн цитрат уугаарай.
- Дасгал хөдөлгөөн хий, ялангуяа таны тунгалгийн тогтолцоо хорт бодисыг хурдан арилгахад туслах дасгал хийгээрэй.
- Гүнзгий амьсгалаарай.
- Заримдаа бүдүүн гэдэснээс бүх хаягдал гадагшлахад сөрөг шинж тэмдэг арилах тул бургуй хэрэглэх эсвэл бүдүүн гэдсээ угаалгаж болно.
- Хэрэв өтгөн хатвал эслэг хэрэглээрэй.
- Хуурай арьсыг дээшээ чиглэлд сойздоорой.
- Хортой бодисыг илүү их гадагшлуулахын тулд хуурай эсвэл нойтон саунд ороорой.
- Өөртэйгөө эерэг найрсаг харилцаарай.
- Хэт их хоол идэхгүй байх, хэрэв цээж хорсох мэдрэмж байвал толгойн доороо модон дэр тавиарай, мөн хэтрүүлэн идэж болохгүй.
- Булчин татсан үед Эпсом давстай бүлээн усанд орж үзээрэй.
- Мацаг барих нь үр өгөөжтэй гэдгийг санаарай. Ингэснээр та эрүүл мэнд, сайн сайхны өндөр түвшинд хүрэх болно.

УРТ ХУГАЦААНЫ АМЛАЛТЫН ЭХЛЭЛ

БҮЛЭГ 12

"Өвчинд эм байдаг шиг өлсгөлөнг өөрийн амтлагч болгоорой."

~ Томас Туссер ~

Худал: Та юу иднэ тэр таныг илэрхийлнэ.

Үнэн: Та хэзээ иднэ тэр таныг илэрхийлнэ.

Би маш олон хоолны дэглэм баримтлаад бүтэлгүйтэж байсан. Бас тодорхой хоол хүнсийг хасч, калори тоолж, сахар хасч, олон хоолны дэглэм баримталж, зөвхөн органик хүнс хэрэглэж, зуун настын ундаа, дан хүнсний ногоо, шейк зэрэг олон хоолны дэглэм барьж үзсэн. Бүгд богино хугацаанд жин хасахад үр дүнтэй байсан боловч урт хугацааны туршид жингээ эргэж нэмсэн тул намайг өмнөхөөс минь ч илүү таргалуулсан.

Би өөрийн инстаграм дахь охид шиг харагдахыг хүсч байсан учраас мацаг барих горимд шилжсэн нь үр дүнгээ өгсөн шүү! Ингээд жингээ хасч, жингээ барьж, өөрийгөө илүү сайнаар мэдэрдэг болсон.

ЯАГААД МАЦАГ БАРИХ НЬ МИНИЙ ДУРТАЙ ДЭГЛЭМ БЭ?

Мацагт дурлах зарим шалтгаанууд энд байна:

Үр дүн нь байнгын байж чаддаг. Хэрэв та мацаг барьж байхдаа булчингаа хөгжүүлж, үргэлжлүүлэн мацаг барьж чадвал жин ба эрүүл мэндийн ач тустай байдлаа тогтвортой хадгалан үлдэж чадна. **Та аялж байхдаа ч гэсэн хоолны дэглэм / мацаг барих / цэвэрлэх аргуудыг хялбархан дагаж мөрдөх боломжтой.** Би найзуудтайгаа хамт Лас Вегас / Зээрийн Хавцал (Antelope Canyon) / Морины тах хэлбэртэй нуур (Horseshoe Bend Lake) зэргээр мартагдашгүй аялалд явсан.

Энгийн хооллох өдрүүдэд найз нөхөдтэйгээ хамт хоолоо амтархан идэж, мацаг барих өдрүүдэд дүрмээ баримталсаар байсан. Энэ нь бас миний аяллыг илүү хялбар бөгөөд хямд төсөр болгосон.

Мацаг барих нь зөвхөн жингээ хасахад төдийгүй эрүүл мэндэд ч мөн тустай. Та Альцгеймерийн өвчин, таргалалт, чихрийн шижин өвчнөөс (өлөн үеийн глюкоз ба инсулины концентраци багасах), тэр ч байтугай зүрхний шигдээс (холестерол ба триацилглицеролын концентраци буурах, зүрхний цохилт буурах, зүрхний хариу урвал сайжирч, цусны даралт буурах) зэргээс зайлсхийх боломжтой! Энэ нь таны тархины үйл ажиллагааг мөн сайжруулна. Мацаг барьж байхад ч гэсэн ой тогтоолт сайжирч, тархи илүү сэргэг байдаг байсан.

Мацаг барих нь нойр булчирхайг амрааж, цусан дахь глюкоз ихэссэний улмаас үүссэн инсулины нөлөөг ихэсгэдэг. Инсулинд мэдрэг чанар нэмэгдсэнээр таргалалт, чихрийн шижин, зүрхний өвчин, ой тогтоолт буурах эрсдлийг багасгадаг.

Мацаг барих нь стрессийг багасгахад нөлөөлдөг. Стресс нь жингээ хасахад саад болдог тул энэ нь маш чухал юм!

Америкийн Клиникийн Шим тэжээлийн сэтгүүлд 2007 онд нийтэлсэн судалгаагаар мацаг барих нь кортизолын концентрацийг бууруулдаг болохыг онцолжээ. Кортизол бол стрессд өртсөн үед таны биеийн бий болгодог даавар бөгөөд өөх тосны хуримтлалыг нэмэгдүүлэх магадлалтай. Стресс нь удаан хугацааны туршид кортизолын түвшинг нэмэгдүүлж улмаар илүүдэл жинтэй болоход хүргэдэг. Тиймээс стрессийг бууруулах нь маш чухал юм.

Мацаг барих нь дархлааг сайжруулдаг. Жирэмсэн болсноосоо хойш мацаг барихаа больсон ч гэсэн би өмнөх шигээ ханиад их хүрэхээ байсан шүү! Ялангуяа, жирэмсэн үед дархлаа суларч, вируст илүү өртөмтгий байдаг учраас энэ нь үнэхээр чухал юм.

Мацаг барих нь дотоод амар амгаланг бий болгодог. Би өөрт байгаа зүйлдээ талархаж, одоо, өнгөрсөндөө баярлаж, ирээдүйд юу хүлээж байгааг баяртайгаар хүлээдэг байлаа.

Надад үе үе зүрх дэлсэх мэдрэмж төрдөг байсан учраас стрессдэх эсвэл амархан уурлах нь үнэхээр тааламжгүй байдаг байсан. Мацаг барьдаг болсны дараа би тайвширч, амар амгалан байдаг болсон.

Би янз бүрийн шаардлагагүй зүйлүүдэд санаа зовдог байсан. Би илүү төлөвшиж, эрч хүчтэй болсноор, бусдад туслах, зорилгодоо хүрэх, хүүхдээ өсгөх, долоо хоногт дор хаяж нэг ном унших гэх мэт хэрэгтэй зүйлд цаг заваа зориулахаар шийдсэн. Мөн би бараг байнга өдөр алгасан цэцэрлэгт хүрээлэнд алхаж эхэлсэн нь оюун ухаанаа сэргээж, сэтгэл санаагаа дээшлүүлэхэд тусалсан учраас амьдралаа илүү жаргалтайгаар мэдрэх болсон.

Би идэх зүйлдээ илүү анхаардаг болсон. Зургаан сарын турш завсарлагатай мацаг барьсны дараа хооллох дадал маань сайжирсныг анзаарав. Би өмнөхөөсөө бага мах идэж, ногоо их хэрэглэдэг болсон байсан. Мөн талх, сахараас татгалздаг болов. Хоол идсэний дараа ямар нэг амттай зүйлийг идэхийг хүсч хорхой хүрдгээ больсон.

Би шим тэжээлийн талаар илүү их мэдлэгтэй болж, гэр бүлийнхээ болон өөрийнхөө эрүүл амьдралын хэв маяг, хоол хүнсний талаар судалгаа хийдэг болсон.

Би илүү залуу харагдаж, өөрийгөө залуу мэт мэдрэх болсон! Мацгаа үргэлжлүүлэн хийснээр хүрэх хамгийн сайн үр дүн бол таны дүр төрхийн өөрчлөлт юм! Миний арьс маш их гэрэл гэгээтэй болж, эрч хүчтэй байдаг болсон. Би өөрийнхөө илүү залуу хувилбар болсон юм!

Миний нүүрээр дүүрэн аймшигтай батга гардаг байсан. Шоколад идсэний маргааш нь миний нүүрэн дээр том батга гарчихдаг байв! Юу гээч, арьс маань одоо цэвэрхэн байдаг болсон.

Би дэлгүүр хэсэх, ялангуяа хувцас солих өрөөг үзэн яддаг байв. Учир нь тэдгээр газар нь бусад газруудаас илүү гэрэлтэй бөгөөд бүх биеийн товойсон хэсгийг тодруулж, миний өөрийгөө үнэлэх үнэлэмжийг бууруулдаг байсан.

Одоо би эрүүл жин бүхий зөв замаар явж байгаа болохоор

өмссөн бүх зүйлдээ сайхан харагдах болсон. Би үзэсгэлэнтэй, магадгүй бүр залуу харагдаж байгаа байх. Тарган байхдаа Forever 21-т хэзээ ч орж хэсдэггүй байлаа, гэхдээ би одоо 21-ээс дээш настай ч гэсэн намайг улам залуу харагдуулдаг учраас би үе үе тэр дэлгүүрээр хэсдэг болсон!

Тиймээс завсарлагатай мацаг болон намайг удирдан чиглүүлж байсан олон нийтийн сүлжээний шинэ найз Маринадаа талархаж явдаг. Миний зөвлөгөө бол мацгийг ганцаараа барихаас илүү хэн нэгэнтэй хамт хийх хэрэгтэй. Марина намайг чиглүүлж байсан шиг, ялангуяа мацаг тайлахдаа хэн нэгнээр удирдан чиглүүлэх хэрэгтэй.

Энэ аяллын туршид намайг дэмжиж байсан нөхөр, ээж, хүүдээ талархаж байна!

Энэ бүхнийг нэгтгэн дүгнэхэд гэр бүлд ээж хүн, эмэгтэй хүн аз жаргалтай, эрүүл чийрэг, өөртөө сэтгэл хангалуун байвал гэр бүлээрээ баяр хөөртэй байдаг! Энэ бол миний амьдралыг өөрчилж, аль болох олон хүнтэй хуваалцахыг хүссэн зөвлөмж юм.

Би таныг сэтгэлээр унаасай гэж хүсээгүй юм шүү. Энэхүү номын сургамж, зөвлөмжийг зүрх сэтгэлдээ шингээж, амьдрал дээрээ хэрэгжүүлээрэй. Догол мөр бүртээ танд тустай мэдээлэл байлгахыг хичээж бичлээ. Эрхэм та энэ номыг зорилгодоо хүрэхэд ашиглах хэрэгслээ болгоно уу!

Энэхүү номонд завсарлагатай мацаг барьснаар архаг өвчин эмгэгийг хэрхэн даван туулж чадах тухай хүчтэй философийг харуулсан байгаа. Гэвч архаг өвчин оношлогдохоос өмнө мацаг барьж эхлэх нь 1000 дахин илүү байх. Бид эрүүл байх үүрэгтэй бөгөөд гэр бүл, үр хүүхдээ янз бүрийн шалтгаант өвчин эмгэгээс хамгаалах ёстой.

Таны зорилго “жин хасах” байж магадгүй, гэхдээ бидний туйлын зорилго бол “эрүүл байх” гэдгийг санаарай.

Гол нь хэт давсан зорилго битгий тавиарай. Тийм ээ, надад ч бас зорилгууд байсан, гэхдээ би долоо хоногт 1-2 паунд (0,4-1 кг) жин хасах гэх мэт хүрч болохуйц зорилго тавьдаг байсан. Эрүүл жиндээ ойртох тусам жин хасах явц удааширч эхэлдэг. Хэзээ ч бууж өгөлгүй, тууштай байгаарай!

Та дотроосоо болон гаднаасаа илүү сайхан мэдрэмжийг мэдрэх болно, тэгээд хүмүүс таныг хэрхэн гэрэлтэж байгааг хэлэх болно! Таны завсарлагатай мацаг барих аялалд амжилт хүсье!

ХАВСРАЛТУУД

Мацаг барихаасаа өмнө та эхлээд өөхний түвшингээ тодорхойлох хэрэгтэй. Хоёр төрлийн таргалалт байдгаас усан тарга нь биеийн доод хэсэг, хөл, өгзгөөр хүмүүст илүү байдаг. Хэрэв та хэдхэн хоногоос долоо хоног хүртэл хугацаанд жингээ их хэмжээгээр нэмсэн бол энэ нь усан тарга байх магадлалтай. Мөн таны биеийн шингэний төлөв өөрчлөгдсөний улмаас таны жин өдөрт хагас кг-аас 1 кг хүртэл хэлбэлзэх нь хэвийн үзэгдэл юм. Та цаг агаар, сарын тэмдгийн өмнөх шинж тэмдэг, эмийн гаж нөлөө, уургийн дутагдал зэрэг хэд хэдэн шалтгаанаас болж усаа барьж биедээ хадгалж магадгүй юм.

Өөр нэг тарга нь өөхөн тарга юм. Өөхөн тарга нь жин дээр харагдахын тулд хэдэн долоо хоног шаардагдаж магадгүй. Хэрэв та шатааж чаддагаасаа илүү их калоритой хүнс идвэл жин нэмэхэд хүрнэ. Чипс, жигнэмэг, бялуу, түргэн хоол зэрэг өөх тос, чихрийн агууламж өндөртэй хоол хүнс идэх нь жин нэмэхэд хүчтэй нөлөөлдөг болохыг 2006 онд хэвлэгдсэн судалгаа харуулж байна. Эдгээр хоол нь илчлэгээс өөр өгөх зүйл байхгүй. (Жинхэнэ тарга ба усан тарга: 4 аргаар ялгаж болно, 2018)

УСАН ТАРГААС САЛАХ НЬ

Та усан таргаас хурдан салж чадна. Давс ихтэй хоол хүнс, тухайлбал чипс, түргэн хоол, хөлдөөсөн оройн хоол, хөнгөн зууш гэх мэт хоол хүнсийг багасгахаас эхлээрэй. Мөн давс цацагч, шар буурцагны цуу, давслаг амтлагч зэргийг багтаасан нэмэлт давсыг хоолны дэглэмдээ нэмж эсвэл ширээн дээр байлгаж болохгүй.

Гадил, жүрж, бууцай, улаан лооль зэрэг калигаар баялаг жимс, ногоог илүү их идээрэй. Кали нь таны биед байгаа илүүдэл натригаас салахад туслах бөгөөд улмаар усан жинг хасахад нөлөлөнө.

БИЕИЙН ӨӨХИЙГ ХАСАХ

Өөх хасах нь усан тарга хасахаас хэцүү байх болно. Нэг киллограмм өөх хасахын тулд 3500 калори илчлэгийн дутагдал бий болгох хэрэгтэй. Өдөр тутмын хэрэглээний хэмжээгээ 250-500 калориор бууруулах нь долоо хоногт 0.51 кг жин хасахад тусална. Калори шатаахын тулд дасгал хийх нь мөн өөхөө хасахад тусалдаг.

Та хоолны дэглэмдээ цөөн хэдэн өөрчлөлт оруулснаар илчлэгээ хасах боломжтой. Жишээлбэл, өглөөний хоолондоо хийдэг 2 хувийн тослогтой сүүгээ тослоггүй сүүгээр солиход нэг аяга тутамд 30 калори хэмнэнэ. Үдийн хоолны үеэр ердийн итали хачиртай салатны оронд тансаг бальзамын цагаан цуу хэрэглэх нь дахин 20 калори хэмнэнэ. Үдийн завсарлагааны үеэр ердийн шоколадтай самрын аягатай бялууны оронд гадил жимсний зууш идээд 127 калори хасч болно. Оройн хоолны дараа чихэрлэг зүйл идмээр санагдсан үед гүзээлзгэнэтэй зайрмаг биш, харин аяга шинэхэн гүзээлзгэнэ идэх юм бол дахин 200 калори хасагдана. (Corleone, n.d).

Мацаг барих нь жингээ хурдан хасах эхний үеийг өдөөж, эхний хэдэн өдөрт дунджаар нэгээс хоёр кг жин хасдаг болохыг онцолжээ. Энэ нь харамсалтай боловч биеийн өөх хасагдаж байгаа явдал биш юм.

Мацаг барих явцад өөх хасалт өдөрт дунджаар 0.5 кг байдаг. Хэрэв та өдөрт нэг ба түүнээс дээш кг жин алдаж байгаа бол 0.5 кг-аас илүү гарч байгаа жин нь усан жин бөгөөд идсэний дараа хурдан эргэж нэмэгддэг байна. Энэ нь хэвийн бус эсвэл ер бусын зүйл биш. Усан тарга эргэж нэмэгдэхэд эсвэл мацаг барих нь үр дүнгүй байна гэж бодон сэтгэлээр унах хэрэггүй. (Fung D. J., The Complete Guide to Fasting: Heal Your Body Through Intermittent, Alternate-Day, and Extended Fasting, 2016).

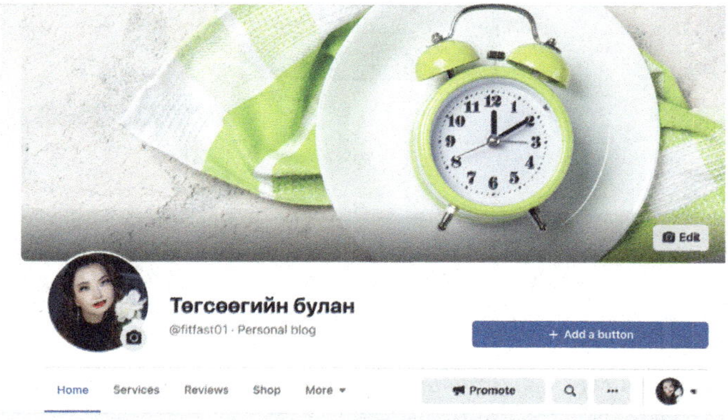

Төгсөөгийн булан(@fitfast01)-д нэгдэж өөрөө гар аргаар гоо сайхны бүтээгдэхүүн, гэр ахуйн бүтээгдэхүүн хийх, мацгийн талаар мэдээлэл авах, номнуудын талаар мэдээлэл авч болно

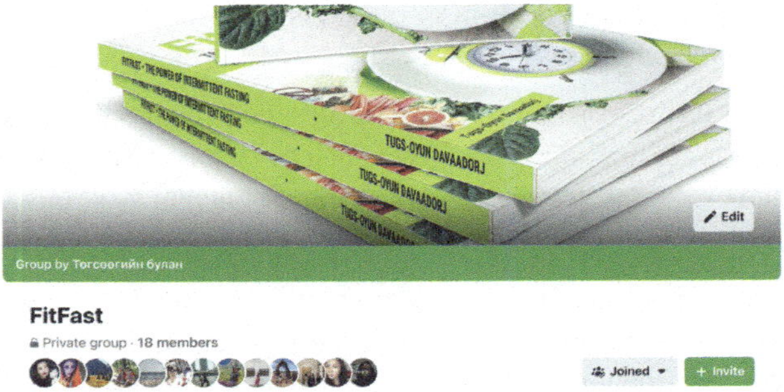

Та Мацгийн ном авсан хүмүүсийн энэхүү FitFast группд нэгдэж мацаг, хоол зүй, дасгал гэх мэт мэдээллийг авч, өөрийн туршлагаа хуваалцан зорилго нэгт хүмүүстэй нэгдээрэй.

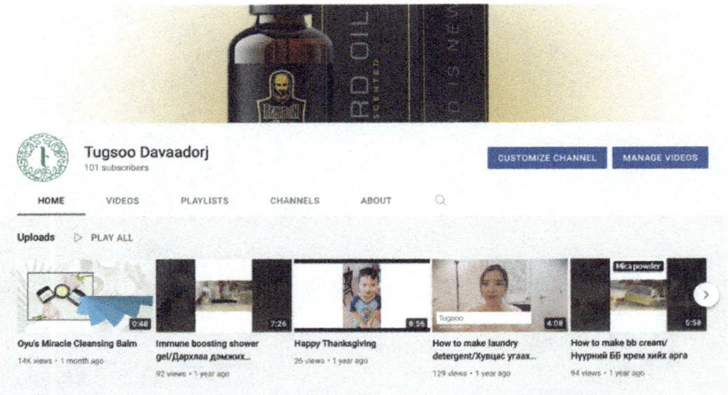

Tugsoo Davaadorj Youtube Channel-ыг дагаж шинэ өөрийн гараар хийх хичээл, шинэ соргог зүйлс сурах боломжтой

Оюу Косметикс маань дэлхийн хамгийн авахад хэцүү баталгааг авлаа. Анхны Монгол брэнд ЕДабльЮЖи Сертификатаа гардан авлаа. Бүх лабораторийн шинжилгээгээр хавдар үүсгэхгүй, Дэлхийн хамгийн цэвэр орцтой бүтээгдэхүүн болоод буй. Мөн тодорхой хэдэн бүтэгдэхүүн дээр Веган баталгаа авсан бөгөөд Амьтан дээр туршилт хийдэггүй баталгааг бүх бараа бүтэгдэхүүн дээр аваад буй.

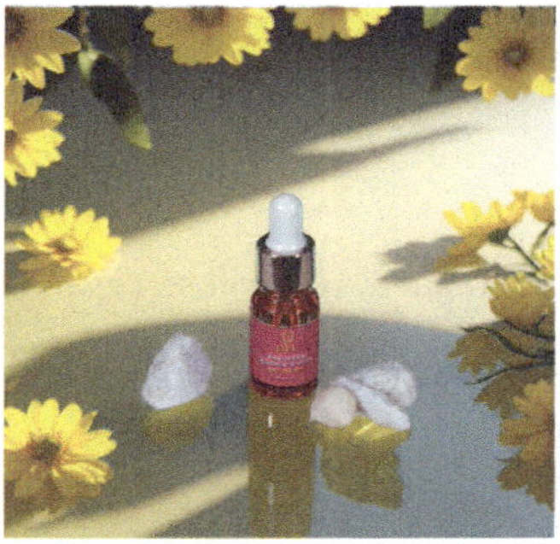

Бакучиол серум

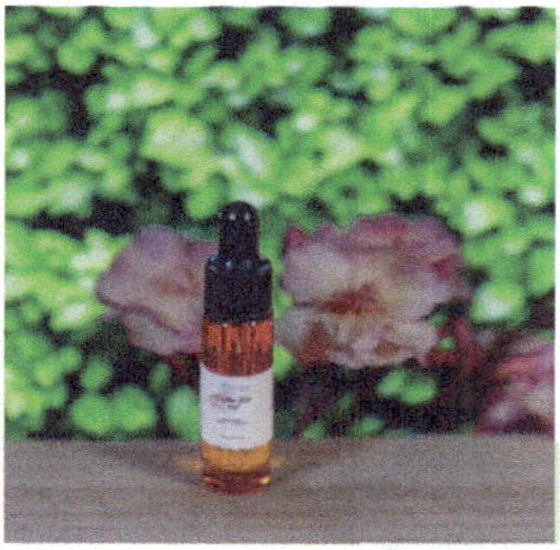

Кофены хандтай зовхины тос

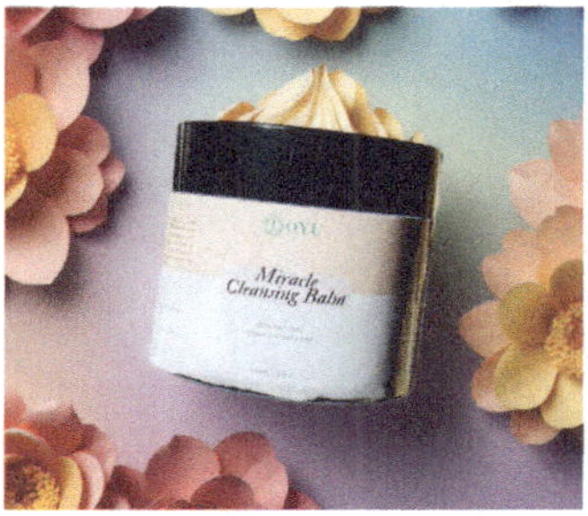

Гайхамшигт нүүр цэвэрлэгч гавар

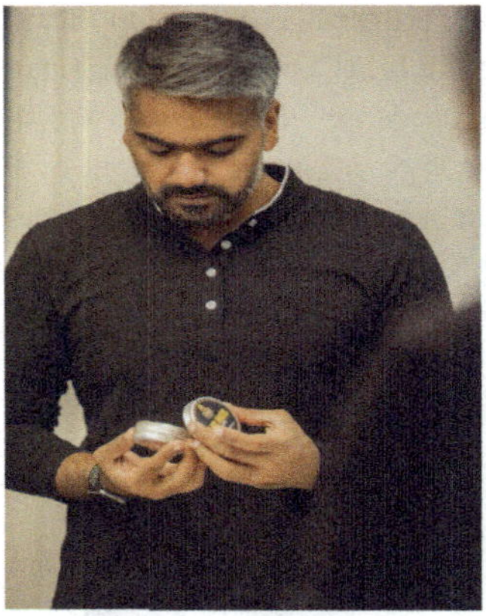

Сахал хэлбэржүүлэгч бальзам

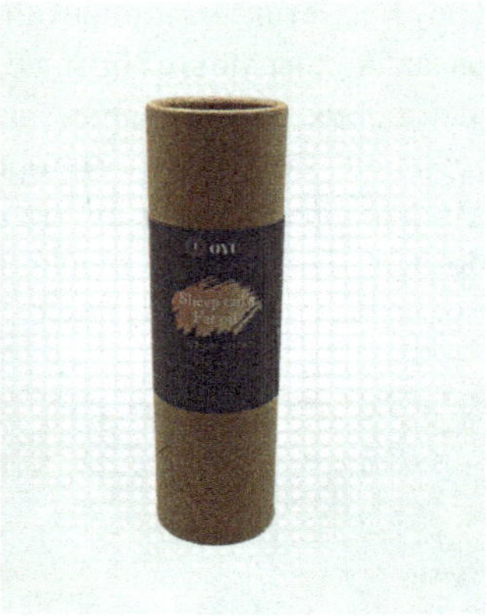

Хонины сүүлний тостой хатуу тосон түрхлэг

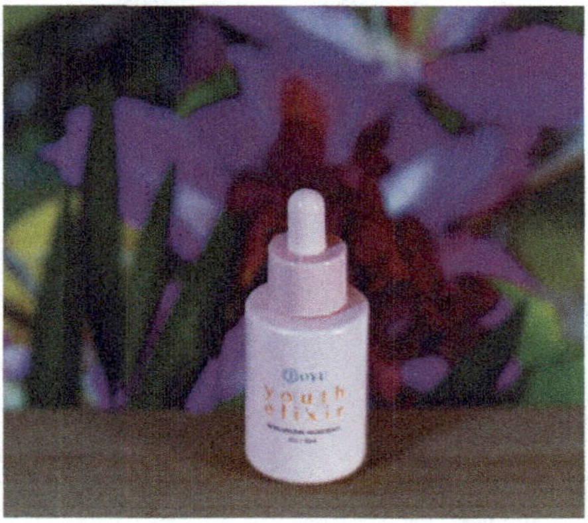

Залуужуулагч нүүрний серум

Д.ТӨГС-ОЮУН ЗОХИОГЧИЙН ТУХАЙ

Туурвисан номнууд:

1. Мацгийн тухай ном англи хэл дээр https://www.amazon.com/FitFast-Intermittent-Fasting-Tugs-Oyun-Davaadorj/

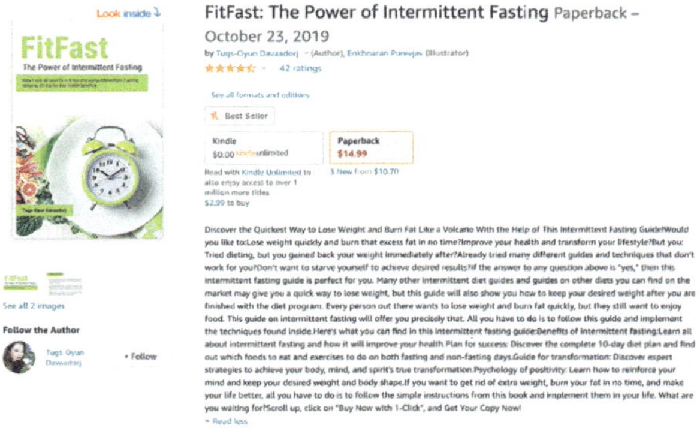

2. Өөрөө өөртөө туслах ном англи хэл дээр

https://www.amazon.com/Unlock-Yourself-anything-unprecedented-times/dp/B08NVGHFWY/ref=tmm_pap_swatch_0?_encoding=UTF8&qid=&sr=

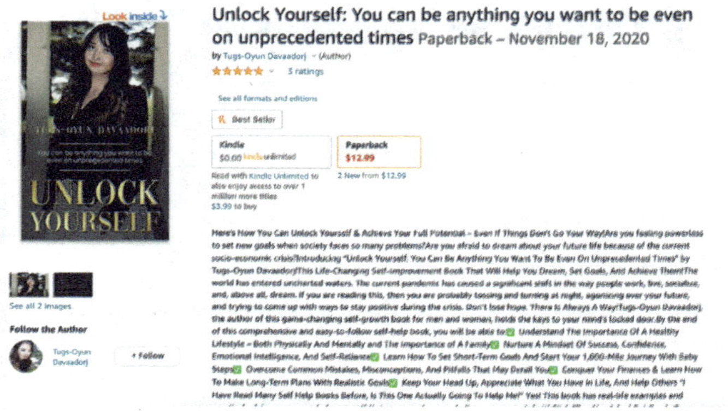

Туршлага:

2021 оноос Ментор коучингээр, АНУ

2020 оноос Оюу Косметикийн үүсгэн байгуулагч, химич, АНУ

2020 оноос Дэлхийн Топ 12т ордог Санхүүгийн компанид ахлах мэргэжилтэн, АНУ

2019 онд See's Candies-д Үл хөдлөхийн татвар хариуцсан менежер, АНЦ

2017 онд Цахиурын хөндийд Goldman Sachs-ын охин компанид Санхүүгээр, АНУ

2013 - 2016: Сангийн яам, ЭЗХЯ мэргэжилтэн, Монгол Улс

2012 онд Брокер дилерийн компанид шинжээч, Монгол Улс

2011 онд ING Financial Advisor Санхүүгээр, АНУ

2009 онд Хөрөнгө оруулалтын банкинд шинжээч, АНУ

2006 онд Дэлхийн банкны төсөл дээр Захиргааны ажилтан, Монгол Улс

Боловсрол:

Удахгүй Химийн ахисан түвшний бүтээгдэхүүн боловсруулагч

2021 онд ПроАдвайзер КБИ онлайн коучинг чиглэлээр

2020 онд Англи Улсад Органик гоо сайхны химич диплом

2019 онд АНУ-ын Стэнфорд Их сургуулиас Шим тэжээлийн чиглэлээр

2018 онд АНУ-ын Иэлийн Их Сургуулиас Эрүүл ахуйн шинжлэх ухааны чиглэлээр

2010 онд АНУ-ын Голден Гэйт Их Сургуулиас Бизнесийн Удирдлагын магистр

2006 онд МУ-ын ОУХСургуулийн Олон улсын судлаач чиглэлээр бакалаврын зэрэг.

НОМ ЗҮЙ

All You Needed To Know About Intermittent Fasting And Why It Works. (n.d.). Retrieved from Brightside: https://brightside.me/ inspiration-health/all-you- needed-to-know-about-intermittent-fasting-and-why- it-works-465560/#image20465310

Baker, L. D.-S. (2010). Effects of Aerobic Exercise on Mild Cognitive Impairment: A Controlled Trial. 67.

Blumenthal, J. A., Babyak, M. A., Doraiswamy, P. M., Watkins, L., Hoffman, B. M., Barbour, K. A., . . . Hinderliter, a.

S. (2007). Exercise and pharmacotherapy in the treatment of the major depressive disorder. *Psychosom Med.*, 69.

Boyers, L. (2018). *The Everything Guide to Intermittent Fasting.*

Everything.

Bragg, P.a. (2004). *The Miracle of Fasting: Proven Throughout History for Physical, Mental, & Spiritual Rejuvenation* . Bragg Health Sciences.

Brantschen, N. (2010). *Fasting: What ??? Why ??? How.* The Crossroad Publishing Company .

Calbom MS, C. a. (2008). *Juicing, Fasting, and Detoxing for Life: Unleash the Healing Power of Fresh Juices and Cleansing Diets.* New York : Wellness Central.

Carpenter, C. L.-H. (1999). Lifetime exercise activity and breast cancer risk among post-menopausal women. *British Journal of Cancer*, 80.

Cole, W.(2018). *Ketotarian: The (Mostly) Plant-Based Plan to Burn Fat, Boost Your Energy, Crush Your Cravings, and Calm Inflamma-*

tion. New York, New York: Penguin Random House.

Corleone, J. (n.d.). *How to Tell if Weight Is Water Weight or Fat Weight* . Retrieved from Livestrong: https://www.livestrong. com/article/327067-how-to-tell-if-weight-is-water-weightor-fat-weight/

Could you lower your blood pressure through fasting? . (2018, February 7). Retrieved from Health24: https://www.health24. com/Medical/Hypertension/ Lifestyle- changes/Hypertension-and-fasting-20120721

D. A. Kossman, 1. N. (1985). Exercise lowers estrogen and progesterone levels in premenopausal women at high risk of breast cancer. *Journal of Applied Physiology*, 111.

Diet Review: Intermittent Fasting for Weight Loss. (2019). Retrieved from Harvard T.H. Chan School of Public Health: https:// www.hsph.harvard.edu/ nutritionsource/healthy- weight/ diet-reviews/intermittent-fasting/

Drayer, L. (2018, October 2). *Is Fasting the Fountain of Youth?* . Retrieved from CNN: https://www.cnn.com/2018/10/01/ health/fasting- longevity-food-drayer/index.html

Ede, G. M. (2016, September 7). *Avoiding Alzheimer's Disease Could Be Easier Than You Think*. Retrieved from Psychology Today: https://www.psychologytoday.com/us/blog/diagnosis -diet/201609/avoiding-alzheimer-s-disease-could- beeasier-you-think

Estima, D. S. (2018, March 29). *Why Fasting Is The Best Way To Lose Weight*. Retrieved from Medium: https://medium. com/@drstephanie/why-fasting-is-the-best-way-to-loseweight-4c1ffc9cc0ab

Fasting for Health and Longevity: Nobel Prize Winning Research on Cell Aging. (2019). Retrieved from BlueZones: *https://www. bluezones. com/2018/10/fasting-for-health-and- longevitynobel-prize-winning-research-on-cell- aging/

Foods that fight inflammation. (2017, November 7). Retrieved from Harvard Health Publishing: https://www.health.harvard.edu/staying- healthy/ foods-that-fight-inflammation

Foreyt JP, G. G. (1981). Limitations of behavorial treatment of obesity: Review and analysis. *PubMed.com*, 159-173.

Friedenreich, C., Woolcott, C., McTiernan, A., Ballard- Barbash, R., Brant, R., Stanczyk, F., . . . Irwin, M. e. (2010). Alberta physical activity and breast cancer prevention trial: sex hormone changes in a year-long exercise intervention among post-menopausal women. *Journal of Clinical Oncology*,28.

Fuhrman, J. (1998). *Fasting and Eating for Health.* St. Martin's Griffin.

Fung, D. J. (2016). *The Complete Guide to Fasting: Heal Your Body Through Intermittent, Alternate-Day, and Extended Fasting.* Canada: Victory Belt Publishing, Inc. .

Fung, D. J. (2016). *The Obesity Code: Unlocking the Secrets of Weight Loss.* Greystone Books.

Fung, D. J. (2017). *The difference between calorie restriction and fasting – Fasting 27.* Retrieved from IDM Program: https:// idmprogram.com/difference- calorie-restriction-fasting-fasting-27/

Fung, D. J. (2019, May 21). *Intermittent fasting.* Retrieved from DietDoctor: https://www.dietdoctor.com/intermittent-fasting

Fung, W. R. (2019). *Intermittent Fasting For Women 101: The Essentials and 30 Day Challenge For Proven*

Weight Loss Results: Combined With The Ketogenic Diet For Fast Effective Keto Fat Burn! Beginners Friendly.

Gonзalves AK1, D. F. (2014). Effects of physical activity on breast cancer prevention: a systematic review. *Journal of Physical Activity and Health,* 445- 454.

Greger, M. (2015). *How Not to Die: Discover the Foods Scientifically Proven to Prevent and Reverse Disease.* New York: Flatiron Books.

Gregory, J. (2017). *Fasting the Mind: Spiritual Exercises for Psychic Detox.* Rochester, VT: Inner Traditions.

Griffith, T. (2017, October 16). *The science behind fasting and cancer.* Retrieved from Healthline: https://www.healthline. com/health/fasting-and-cancer#research

Hanh, T.N. (2016). *Silence: The Power of Quiet in a WorldFull ofNoise.*HarperOne.

Harper, B. (2012). *The Skinny Rules: The Simple, Nonnegotiable Principles for Getting to Thin.* New York: Ballantine Books.

Hoffman, J. a. (2012). *The Weight of the Nation: Surprising Lessons About Diets, Food, and Fat from the Extraordinary Series From HBO Documentary Series* . New York: St. Martin's Press.

Link, R. M. (2018, June 30). *8 Health Benefits of Fasting, Backed by Science*. Retrieved from Healthline: https://www.healthline.com/nutrition/fasting- benefits#section2

Manning, D. (2019, February 12) *Complete Keto, A Guide to Transforming Your Body and Your Mind for Life*, p.87

Norton, L. (2018, October 23). *Fish Oil Benefits: Tip The Scales In Your Favor With Our Expert Guide* . Retrieved from BodyBuilding.com: https://www.bodybuilding.com/content/ fish-oil- benefits-tip-the-scales-in-your-favor.html

Perry, M. (2018, December 31). *Ideal Body Fat Percentage Chart: How Lean Should You Be?* Retrieved from Built Lean: https:// www.builtlean.com/2010/08/03/ideal-body-fat- percent- age-chart/

Price, A. (2018, July 26).*https://draxe.com/benefits-of- dark- chocolate/?fbclid=IwAR2wjPYluqHOL9E2j4b4cuSz_uJx 9QMoqb_ dKrrc7JcdQhNZbykjlJp7ubs*. Retrieved from Dr. Axe: https:// draxe.com/benefits-of-dark- chocolate/?fbclid=IwAR2wjPYluqHOL9E2j4b4cuSz_uJx9QMoqb_dKrrc7JcdQhNZbykjlJp7ubs

Protein Intake – How Much Protein Should You Eat Per Day? (n.d.). Retrieved from Healthline: https://www.healthline.com/ nutrition/how-much-protein-per-day

Real Weight vs Water Weight: 4 ways to differentiate. (2018, January 31). Retrieved from Times of India: https://timesofindia.indiatimes.com/life-style/health- fitness/photo-stories/ real-weight-vs-water-weight-4- ways-to-differentiate/photostory/62723072.cms

Ryan, R. T. (2005). *The Sacred Art of Fasting: Preparing to Practice (The Art of Spiritual Fitness).* Woodstock, VT: Skylight Paths Publishing.

Serure, P. (1997). *The 3-Day Energy Fast: Cleanse Your Body, Clear Your Mind, and Claim Your Spirit.* Harper.

Spencer, D. M. (2015). *The FastDiet Revised & Updated: Lose Weight, Stay Healthy, and Live Longer with the Simple Secret of Intermittent Fasting.* New York, New York: Atria.

Spencer, D. M. (2015). *The FastLife: Lose Weight, Stay Healthy, and Live Longer with the Simple Secrets of Intermittent Fasting and High-Intensity Training* . New York: Atria.

Sugar, J. (2018, May 5). *This Is the Only Diet That Helped Me Ditch My Belly Fat.* Retrieved from Popsugar: https://www. popsugar.com/fitness/Intermittent-Fasting-Help-Me- LoseBelly-Fat-44688752

Sugarman, J. (2016). *Are There Any Proven Benefits to Fasting?* Retrieved from John Hopkins Health Review: https:// www.johnshopkinshealthreview. com/issues/sprin g-sum- mer-2016/articles/are-there-any-proven- benefits-to-fasting

The Nutrition Source: Fats and Cholesterol. (n.d.). Retrieved from Harvard T.H. Chan School of Public Health: https://www. hsph.harvard.edu/nutritionsource/what-should- you-eat/ fats-and-cholesterol/

Tolle, E. (2004). *The Power of Now: A Guide to Spiritual Enlightenment.* Canada: Namaste Publishing, Inc. .

What is Non-GMO? What are genetically modified foods?

(n.d.). Retrieved from The Organic and Non-GMO Report : https:// non-gmoreport.com/what-is-non- gmo-what-aregenetically-modified-foods/

Made in the USA
Las Vegas, NV
24 January 2025

16758699R30089